全国高等医药院校医学检验专业规划教材

临床输血检验实验指导

主　编　胡丽华
副主编　李志强　张循善
编　者　胡丽华　华中科技大学同济医学院附属协和医院
李志强　上海交通大学附属第六人民医院
张循善　安徽医科大学第一附属医院
钱宝华　第二军医大学附属长海医院
夏　琳　武汉大学中南医院
秘　书　刘　峰　华中科技大学同济医学院附属协和医院

中国医药科技出版社

内 容 提 要

本书是全国高等医药院校医学检验专业规划教材之一，是《临床输血检验》的配套教材。全书分4章，共37个实验，全面介绍了临床输血实验室的基础知识与操作技术，包括红细胞抗原抗体检测、人类白细胞抗原抗体检测、血小板抗原抗体检测、血液成分的制备等技术，从实验原理、实验步骤、实验结果、方法评价等方面作了阐述。本书强调理论与实践结合，实验与临床结合。

本书可供高等院校医学检验专业本科、专科师生实验使用，也可供从事临床检验工作和医学研究的技术人员参考使用。

图书在版编目（CIP）数据

临床输血检验实验指导/胡丽华主编. —北京：中国医药科技出版社，2010.1

全国高等医药院校医学检验专业规划教材

ISBN 978-7-5067-4539-0

Ⅰ.①临… Ⅱ.①胡… Ⅲ.①输血-血液检查-医学院校-教学参考资料 Ⅳ.①R446.11

中国版本图书馆CIP数据核字（2009）第239430号

美术编辑 陈君杞

版式设计 郭小平

出版 中国医药科技出版社

地址 北京市海淀区文慧园北路甲22号

邮编 100082

电话 发行：010-62227427 邮购：010-62236938

网址 www.cmstp.com

规格 787×1092mm $^1/_{16}$

印张 4 $^3/_4$

字数 85千字

版次 2010年2月第1版

印次 2010年2月第1次印刷

印刷 北京地泰德印刷有限公司

经销 全国各地新华书店

书号 ISBN 978-7-5067-4539-0

定价 10.00元

全国高等医药院校医学检验专业规划教材
建设委员会

出版说明

全国高等医药院校医学检验专业规划教材是由全国高等医药院校医学检验专业规划教材建设委员会组织规划，全国数十所医药院校积极参与编写和使用，中国医药科技出版社出版的全国性医学检验专业教材。本套教材是国内第一套四色印刷的医学检验专业教材，自2004年出版以来，由于其新颖独到的编排设计、图文并茂的四色印刷、与临床紧密结合的实用性，深受广大教师和学生的欢迎，获得了良好的市场效应，为我国的检验专业本科教育做出了重要贡献。

为适应我国医学检验专业本科教育发展的需要，全国高等医药院校医学检验专业规划教材建设委员会在调研和总结一版教材质量和使用情况的基础上，组织上海交通大学医学院、中山大学医学院、华中科技大学同济医学院、中南大学湘雅医学院、南方医科大学、温州医学院、青岛大学医学院、重庆医科大学、新乡医学院等数十所院校的教师共同进行第二轮规划教材的编写修订工作。

第二轮规划教材的编写修订工作，坚持紧扣教育部、卫生部对医学检验专业本科教育的培养目标，以新的医学检验专业教育纲要为基础，以临床实际需求为指导，着重强调培养目标与用人要求相结合的原则，注重体现“三基”（基本理论、基础知识和基本技能）、“五性”（思想性、科学性、先进性、启发性和适用性）。在继承上一版教材优点的基础上，有以下创新：①新增补《临床检验仪器》和六本配套实验指导教材，让本套教材体系更趋完善；②理论课教材每章前保留学习要点，部分教材章后增加病例分析和小结，加强系统性；③原中英文或英中文对照升级为汉英或英汉名词索引，便于查找；④新增大量彩图，版面设计更美观、更活泼、更趋人性化；⑤实验指导更注重全面提高学生动手能力和综合分析解决问题的能力，所选实验更新、更全、更实用。

该套教材主要供全国高等医药院校医学检验及相关专业的学生使用。全套教材书目如下：

1. 临床检验基础（第2版）
2. 临床检验基础实验指导★
3. 临床生物化学检验（第2版）

4. 临床生物化学检验实验指导（第2版）
5. 临床血液学检验（第2版）
6. 临床血液学检验实验指导★
7. 临床微生物学检验（第2版）
8. 临床微生物学检验实验指导★
9. 临床免疫学检验（第2版）
10. 临床免疫学检验实验指导（第2版）
11. 临床寄生虫学检验（第2版）
12. 临床寄生虫学检验实验指导★
13. 分子诊断学（第2版）
14. 分子诊断学实验指导★
15. 临床输血检验（第2版）
16. 临床输血检验实验指导★
17. 临床实验室管理（第2版）
18. 临床检验仪器★

注：★表示本轮规划教材建设的新增品种。

全国高等医药院校医学检验专业规划教材建设委员会

2010年1月

前言

临床输血检验是高等医药院校教材体系中一门重要课程，是医学检验专业本科生的必修课。《临床输血检验实验指导》是全国高等医药院校医学检验专业规划教材《临床输血检验》的配套实验指导教材。本教材以培养临床输血医学专业实用型人才为宗旨，遵循医学检验专业培养目标，注重学生临床实践技能的掌握，强调综合素质的提高和创造能力的培养。

本教材的编写目的是要求学生在学习输血医学专业理论的过程中，通过实验课的动手操作，不仅得到规范的输血操作技术训练，还有助于提高学生将理论知识应用于临床实践及评价检测方法诊断价值的综合能力。本教材全面介绍了临床输血实验室的基础知识与操作技术，包括红细胞抗原抗体检测、人类白细胞抗原抗体检测、血小板抗原抗体检测、血液成分的制备等技术，从实验原理、实验步骤、实验结果、方法评价等方面作了阐述。本书在编写过程中强调了理论与实践结合，实验与临床结合，注重培养学生的实践能力和思维能力；突出了实践性、实用性、启发性和先进性，以便学生能更快更好地掌握临床输血的各项操作技能，毕业后能很快胜任输血科、各级血站的临床工作与科研工作。

本教材不仅是医学检验专业学生教学用书，供本科生实习时使用，还可作为医院输血科、各级血站工作人员的作业指导书。

由于编写时间短促，加之编者水平所限，书中难免存在不足和疏漏之处，敬请各位专家和广大读者批评指正。

胡丽华

2009 年 12 月

目　录

第一章　红细胞抗原抗体检测

实验一　ABO 血型鉴定

【实验原理】

用已知血型特异性的抗体试剂鉴定红细胞的抗原［正定型（forward typing）、红细胞定型（red cell grouping）］，同时用已知血型的试剂红细胞鉴定血清中的抗体［反定型（reverse typing）、血清定型（serum grouping）］，根据正反定型结果判定血型。

【实验仪器与试剂】

1. 仪器　滴管、洁净小试管、记号笔、离心机、显微镜等。

2. 试剂　单克隆或多克隆的抗 - A；单克隆或多克隆的抗 - B；抗 - A，B（可选）。2% ~5% 的 A_1 型、B 型和 O 型红细胞生理盐水悬液。

【实验步骤】

1. 正定型（红细胞定型）

（1）取洁净小试管（内径 10mm × 75mm）2 支，分别标明抗 - A、抗 - B，抗 - A，B（可选），用滴管分别加入抗 - A、抗 - B 和抗 - A，B 定型试剂各 1 滴于试管，再分别加入受检者的 2% ~5% 红细胞盐水悬液 1 滴，轻摇混合。

（2）以 3000rpm（900 到 1000 × g）离心 15s。

（3）轻摇试管使细胞扣（cell buttons）悬起观察有无凝集及溶血现象并记录正定型结果。

2. 反定型（血清定型）

（1）取洁净小试管（内径 10mm × 75mm）3 支，分别标明 A_1、B 和 O，用滴管分别加入受检者血清 2 滴于试管，再分别加入 2% ~5% A_1、B 及 O 型试剂红细胞悬液 1 滴，混匀。

（2）以 3000rpm（900 到 1000 × g）离心 15s。

（3）轻摇试管使细胞扣重悬后观察有无凝集及溶血现象并记录反定型结果。

【实验结果】

ABO 血型判定应综合正反定型结果，判断方法见表 1 - 1。

表 1-1 ABO 血型正反定型结果判读表

正定型（细胞定型）			反定型（血清定型）			判读结果
抗-A	抗-B	抗-A，B	A_{1C}	B_C	O_C	
0	0	0	+	+	0	O
+	0	+	0	+	0	A
0	+	+	+	0	0	B
+	+	+	0	0	0	AB
0	0	0	+	+	+	Bombay *

注：+，凝集；0，不凝集；*，H 抗原缺失型（意外抗体为抗-H）。

【方法评价与注意事项】

1. 观察结果时若试管中出现溶血现象（须排除外源性溶血的干扰），表明存在抗原抗体反应并激活了补体，应视为阳性结果。

2. 在记录血型结果之前必须要解释任何 ABO 血型鉴定出现正、反定型不一致（ABO grouping discrepancies）情况。ABO 血型鉴定正、反定型不一致情况既有技术问题，也有标本红细胞或血清本身的问题，初步的处理程序主要有以下一些。

（1）相同的血液样本重复 ABO 血型鉴定一次，排除检测技术操作上可能的干扰。如果初始的鉴定试验中红细胞悬液为血清或血浆，重复试验中红细胞应改为生理盐水多次洗涤后红细胞，以消除因为血浆蛋白或自身抗体引起的干扰。

（2）重新采集一管血液样本鉴定。当 ABO 血型不一致出现在当前试验结果与历史检测记录不一致或怀疑标本交叉污染时，需要重新采集标本进行鉴定。

（3）查阅患者病史评估可能出现改变或干扰 ABO 血型鉴定的患者疾病状态，包括：①医学诊断；②历史血型结果；③输血史；④移植史。

（4）评价自身对照和意外抗体筛选等血清学试验来评估因自身抗体或同种抗体引起的潜在干扰。

【思考题】

ABO 血型鉴定出现正反定型不一致的主要原因有哪些？

实验二 RhD 血型鉴定

【实验原理】

用单克隆抗 D 混合血清（IgM + IgG 类）试剂通过凝集反应对红细胞上 RhD 抗原进行鉴定。

【实验仪器与试剂】

1. 仪器 滴管、洁净小试管、离心机等。

2. 试剂 单克隆抗-D（IgM + IgG 类）混合血清试剂、2% ~5% D 阳性和阴性红细胞生理盐水悬液等。

【实验步骤】

1. 在三支分别标记为受检样本、阳性和阴性对照的洁净小试管中各加入 1 滴抗 - D（IgM + IgG 类）混合试剂。

2. 各支试管中分别加入 1 滴 2% ~5% 的受检红细胞盐水悬液、D 阳性对照红细胞和 D 阴性对照红细胞盐水悬液。

3. 混匀，3200 ~3400rpm 离心 15 ~30s（或遵照试剂厂家的要求）。

4. 轻摇试管使红细胞扣重悬，肉眼观察有无凝集现象。

【实验结果】

阴性对照管无凝集，阳性对照管有凝集；若被检标本管出现凝集则为 Rh 阳性，反之为阴性。

【方法评价与注意事项】

1. 操作中一般先加入抗 - D 试剂再加入受检红细胞悬液，这样可以通过视觉判断以免出现漏加抗 - D 试剂导致的假阴性结果。

2. Rh 血型系统的抗体多由免疫刺激（输血或妊娠）产生，故一般不需做反定型实验。Rh 定型主要鉴定 D 抗原，定型时应按抗 - D 血清试剂的使用说明进行，并注意必须要有严格的对照试验，包括抗原的阴、阳性对照以及试剂对照试验。

3. 某些弱 D 抗原需通过抗球蛋白实验、吸收放散试验或基因分型等技术才能检出。

【思考题】

导致 Rh 血型鉴定可能出现假性的常见原因有哪些?

实验三　ABO 亚型鉴定

【实验原理】

ABO 亚型表型分型是通过红细胞上携带 A 或 B 抗原数量多少和分泌型中 ABH 血型物质的不同来区分。红细胞上携带 A 或 B 抗原数量差异可以通过与抗 - A、抗 - A_1、抗 - B 及抗 - A，B 的凝集反应程度以及进行吸收和放散试验的结果来分析，分泌型中 ABH 血型物质常通过唾液样本进行凝集抑制试验来鉴定。

【实验仪器与试剂】

1. 仪器　滴管、洁净小试管、记号笔、离心机、显微镜等。

2. 试剂　单克隆或多克隆的抗 - A、抗 - B、抗 - A，B、抗 - H、抗 - A_1 等。2% ~5% 的 A_1 型、A_2 型、B 型和 O 型红细胞生理盐水悬液。

【实验步骤】

通常可采用血型血清学试验，按以下的血清学反应结果的格局进行鉴别。

1. 红细胞与抗 - A、抗 - A_1、抗 - B 及抗 - A，B 的凝集反应程度，以及进行吸收和放散试验的结果。

2. 红细胞上 H 物质活性的强弱程度。

3. 血清中是否存在抗 – A_1。

4. 分泌型个体的唾液中的 A、B 和 H 物质。

【实验结果】

亚型分型按照表 1 –2 进行判定。

表 1 –2 ABO 亚型的血清学鉴定表

红细胞表现型	红细胞与已知抗血清反应					血清与试剂红细胞反应				唾液分泌型
	抗 – A	抗 – B	抗 – A，B	抗 – H	抗 – A_1	A_1	A_2	B	O	
A_1	++++	0	++++	+	++++	0	0	++++	0	A&H
Aint	++++	0	++++	+++	++	0	0	++++	0	A&H
A_2	++++	0	++++	++	0	+	0	++++	0	A&H
A_3	++ mf	0	++ mf	+++	0	+	0	++++	0	A&H
Am	0/w +	0	0/w +	++++	0	0	0	++++	0	A&H
Ax	0/w +	0	+ /++	++++	0	++	0/+	++++	0	H
Ael	0	0	0	++++	0	++	0	++++	0	H
B	0	++++	++++	+		++++	++++	0	0	B&H
B_3	0	+ mf	++ mf	++++		++++	++++	0	0	B&H
Bm	0	0	0/w +	++++		++++	++++	0	0	B&H
Bx	0	0/w +	0/++	++++		++++	++++	0	0	H
O	0	0	0	++++		++++	++++	++++	0	H
Oh	0	0	0	0		++++	++++	++++	++++	0

注： + ~ ++++，凝集强度递增；w +，弱凝集；mf，混合外观凝集；0，无凝集。

【方法评价与注意事项】

1. 随着单克隆 ABO 定型试剂取代人源鉴定血清，将可能难以按这些血清学反应的特征对一些 ABO 亚型的抗原进行鉴别定型。

2. 当血清学分型方法出现困难时可以采用家系研究或基因分型方法作为重要的鉴别方法。

【思考题】

1. ABO 基因分型方法通常由哪些以及各自的优缺点？

2. 常见的 ABO 亚型血清学特征？

实验四 Rh 表型分型

【实验原理】

用抗 – D、E、C、c、e（IgM + IgG 类）混合型血清分型试剂检测待测红细胞上的相应抗原。

【实验仪器与试剂】

1. 仪器 滴管、洁净小试管、记号笔、离心机、显微镜等。

2. 试剂 抗－D、抗－E、抗－C、抗－c 和抗－e（IgM＋IgG 类）混合型血清分型试剂，生理盐水等。

【实验步骤】

1. 取 5 支小试管，做好标记，分别加入抗－D、抗－E、抗－C、抗－c 和抗－e 血清分型试剂 1 滴。

2. 再相应加入 1 滴 2%～5% 待测红细胞盐水悬液，混匀。

3. 1000rpm 离心 1min 或 3000rpm（900×g～1000×g）离心 15s，观察管内凝集情况并记录反应结果。

【实验结果】

依据下表 1－3 反应格局鉴定 Rh 表型。

表 1－3 Rh 表型分型表

抗血清					表型	
抗－D	抗－C	抗－E	抗－c	抗－e	Rh－Hr	F－R
+	+	0	+	+	R1r	CcDee
+	+	0	0	+	R1R1	CCDee
+	+	+	+	+	R1R2	CcDEe
+	0	0	+	+	R0R0/ R0r	ccDee
+	0	+	+	+	R2r	ccDEe
+	0	+	+	0	R2R2	ccDEE
+	+	+	0	+	R1Rz	CCDEe
+	+	+	+	0	R2Rz	CcDEE
+	+	+	0	0	RzRz	CCDEE
0	0	0	+	+	rr	ccdee
0	+	0	+	+	r′r	Ccdee
0	0	+	+	+	r″r	ccdEe
0	+	+	+	+	ryr	CcdEe

注：+，凝集；0，无凝集。

【方法评价与注意事项】

1. 临床上一般只要检查是否为 Rh 阳性或阴性，故只需用抗－D 血清进行鉴别；如果为阴性反应，应进一步排除弱 D，然后再作 Rh 表型分型。

2. 鉴定结果只与抗－D 血清凝集，不和抗－E、抗－C、抗－c 和抗－e 凝集，则受检者为 Rh 缺失型，以“－D－”表示。

【思考题】

1. Rh 血型亚型主要种类有哪些？

2. 弱 D 的鉴定方法有哪些？

实验五 MNSs 血型鉴定

【实验原理】

用 IgM 类特异性抗－M、抗－N、抗－S 和抗－s 血清试剂来鉴定红细胞上有无相应的 MN 抗原和 Ss 抗原。

【实验仪器与试剂】

1. 仪器 滴管、洁净小试管、记号笔、离心机、显微镜等。

2. 试剂 单克隆 IgM 抗－M、抗－N、抗－S 和抗－s 血清，生理盐水等。

【实验步骤】

取四支做好标记的小试管，加入相应的抗－M、抗－N、抗－S 和抗－s 血清 1 滴；再加入受检者 2%～5% 红细胞悬液 1 滴，混匀，3000rpm（900×g～1000×g）离心 15s，观察管内凝集情况并记录结果。

【实验结果】

MNSs 血型判定详见下表 1－4。

表 1－4 MNSs 血型鉴定表

红细胞与相应抗血清反应				表型
抗－M	抗－N	抗－S	抗－s	
+	0			M
+	+			MN
0	+			N
		+	0	S
		0	+	s
		+	+	Ss

注：+，凝集；0，无凝集。

【方法评价与注意事项】

1. 不能用酶法鉴定 MN 血型，因为木瓜酶或菠萝酶会破坏大部分糖蛋白 A 和 B（GPA 和 GPB）上的抗原，造成漏检。

2. IgM 类抗－M 和抗－N 偶尔可见有天然抗体，引起交叉配血实验不合；IgG 类抗－M 可引起早产、新生儿溶血病及输血反应。

3. 我国汉族人群中 M 表型频率在 45%～50% 之间。

【思考题】

MNSs 血型鉴定时能否采用酶介质技术？

（胡丽华）

实验六　P 血型鉴定

P 抗原于 1927 年首先由 Landsteiner 和 Levine 发现。P 抗原的结构取决于它与红细胞膜上糖脂类结合的寡糖结构。对 P 血型系统抗原的遗传学和生物化学研究表明，这些抗原至少受 P_1、P_2、P^k 和 p 等几个位点控制，分为 P_1、P_2、P_1^k、P_2^k 和 p 五种表型。临床实验中常常只用抗 P_1 抗血清将红细胞上 P 抗原分为 P_1 型和 P_2 型两种。我国汉族人群 P_1 型约占 39.67%，P_2 型约占 60.33%。

【实验原理】

根据 IgM 类特异性血型抗体与红细胞膜上特异性抗原结合能够出现凝集反应，用已知 IgM 类特异性标准抗 P_1 血清来测定红细胞上有无相应的 P_1 抗原。有 P_1 抗原为 P_1 型，无 P_1 抗原为 P_2 型。

【实验仪器与试剂】

1. 仪器　白瓷板或载玻片、小试管、记号笔、玻璃棒。

2. 试剂　抗 - P_1 分型血清；已知 P_1 和 P_2 型 5% 红细胞生理盐水悬液；0.9% 生理盐水。

【实验步骤】

1. 取划有方格的白瓷板 1 块或小试管 3 支，标明受检者、P_1 和 P_2 对照，各加抗 - P_1 分型血清 1 滴。

2. 按标记各加受检者 5% 红细胞生理盐水悬液、P_1 和 P_2 红细胞生理盐水悬液 1 滴，用玻璃棒分别混合均匀。

3. 转动白瓷板数次或振摇小试管，放置室温中 15min，肉眼观察结果，再用显微镜确证。

【实验结果】

如果 P_1 对照凝集，P_2 对照不凝集，试验结果可靠。此时受检者红细胞凝集者为 P_1 型，不凝集者为 P_2 型（罕见型例外）。

【方法评价与注意事项】

1. P 血型鉴定应严格掌握反应时间，否则会出现假阳性。

2. 抗 - P_1 属冷凝集素 IgM，4℃为最适反应温度，可放入 4℃冰箱中反应。

3. 贮存的红细胞的反应能力减弱，这给红细胞定型造成困难，所以作 P 血型定型时，要求较新鲜的血样本。

【思考题】

为什么说 P 血型定型试验的反应温度不宜过高？

实验七　唾液中 HAB 血型物质测定

红细胞的 HAB 抗原有其独特的生物和化学特性，与其他抗原血型不同，不但存在于红细胞表面，还存在于血清、唾液、胃液、精液以及卵巢液、腹水等体液中。约80%的人体液中可检出HAB抗原物质，称为分泌型；约20%的人体液中不存在HAB抗原物质，称为非分泌型。本实验以唾液为例检测人体HAB血型物质。

【实验原理】

根据凝集抑制实验的原理，人唾液中HAB血型物质能特异性地与相应抗体结合，从而抑制抗体再与相应红细胞上抗原发生凝集反应，由此可以判断受检唾液中是否有血型物质存在及其类型。

【实验仪器与试剂】

1. 仪器 试管架、滴管、小试管、吸管、记号笔、加样器、电炉、烧杯、离心机、4℃冰箱等。

2. 试剂 多克隆或单克隆抗-A、抗-B、抗-H（有抑制活性）血清试剂；2%的A、B和O型红细胞生理盐水悬液；0.9%生理盐水；已知分泌型和非分泌型唾液用于阳性或阴性对照。

3. 标本 被检者漱口后留取自然流出的唾液5~10ml。

【实验步骤】

1. 用生理盐水将抗-A、抗-B和抗-H血清作倍比稀释，分别测定抗-A、抗-B和抗-H血清的效价，确定各种抗血清与相应红细胞反应达到2+~3+的最高稀释度，按以上确定的稀释度作为最适稀释度。

2. 将唾液以2500rpm离心5min，去除沉淀和细胞，取上清液放入沸水浴中煮沸10min，再以2500rpm离心3min，留取上清液检测。

3. 在试管架上分别排列标明有抗-A、抗-B、抗-H的3排试管各10支，倍比稀释处理后的唾液至第10管，稀释度分别为1:1、1:2、1:4、1:8、1:16、1:32、1:64、1:128、1:256、1:512。

4. 按表1-5加反应物进行试验。

表1-5 唾液中血型物质测定步骤

	抗A管	抗B管	抗H管
受检者唾液（50μl）	1	1	1
最适稀释度抗-A血清（50μl）	1		
最适稀释度抗-B血清（50μl）		1	
最适稀释度抗-H血清（50μl）			1
混匀，置室温中和10min			
2%的A型RBC生理盐水悬液（50μl）	2		
2%的B型RBC生理盐水悬液（50μl）		2	
2%的O型RBC生理盐水悬液（50μl）			2
混匀，室温静置1h或1000rpm离心1min，观察结果			

5. 同时用盐水代替唾液做盐水对照管，其他步骤与测定管相同，所得结果各管凝集强度不应低于测定管。

6. 阳性及阴性对照管分别取试管 2 支，各加分泌型和非分泌型唾液 1 滴，再加抗 - H 最适稀释度液 1 滴，以 2% O 型红细胞作指示，同时进行试验，阳性对照不凝集，阴性对照凝集。

【实验结果】

1. 记录唾液测定管、盐水对照管、阳性对照管和阴性对照管的凝集强度。阴性对照管的凝集强度一般应为（3 + ~4 +）；阳性对照管凝集强度应为（ - ）；盐水对照管凝集强度应大于相应的唾液测定管。

2. 在抗 - A、抗 - B、抗 - H 试管中，任何一管红细胞不凝集，均表示检出唾液中存在相应的血型物质，见表 1 - 6。

表 1 - 6　唾液中血型物质测定结果

	抗 A 管	抗 B 管	抗 H 管	盐水对照	阳性对照	阴性对照
非分泌型	4 +	4 +	4 +	4 +	-	3 +/4 +
A 型分泌型	-	4 +	1 ~ 4 +	4 +	-	3 +/4 +
B 型分泌型	4 +	-	1 ~ 3 +	4 +	-	3 +/4 +
O 型分泌型	4 +	4 +	-	4 +	-	3 +/4 +
AB 型分泌型	-	-	1 ~ 3 +	4 +	-	3 +/4 +

【方法评价与注意事项】

1. 唾液在加热前应先离心并除去沉淀，否则细胞可能释放 H 物质，导致非分泌型出现假阳性。

2. 唾液收集后，可将唾液冰冻保存数天后融化离心，去除细胞碎屑，得到清晰的不含黏液的液体唾液。

3. 如果试验要在几小时内完成，可将标本放入 4℃ 冷藏；若试验不能一天完成，则将标本保存在 - 20℃，标本活力可保存数年。

4. 为了防止弱分泌型漏检，可同时做盐水对照试验，比较二者凝集强度。

5. 抗血清应标准化校正后使用，否则易出现假阳性或假阴性结果。

6. 确定唾液中为分泌型血型物质后，如果第一管高浓度的血型物质能够完全中和加入的标化抗血清，使加入的相应红细胞呈阴性，那么稀释后的效价管可导致红细胞出现凝集，由此可以知道最高稀释倍数的倒数即为唾液中血型物质的效价。

7. 若盐水对照管的抗体未与指示细胞凝集，则唾液试验结果无效。这经常是由于试剂的稀释倍数太大引起的，需重新找出抗血清的最适稀释度。

【思考题】

1. 为什么测定唾液中 HAB 血型物质实验需要做盐水对照实验，并且盐水对照管的凝集强度要大于相应的唾液测定管？

2. 被检测者的唾液为什么要放入沸水中煮沸 10min 处理？

实验八 意外抗体筛选

意外抗体亦称不规则抗体，是指不符合 ABO 血型系统 Landsteiner 法则的血型抗体，也就是除抗 - A、抗 - B 以外的血型抗体。而 ABO 血型系统中的亚型，变异型的抗 - A_1 或某种抗 - B，也称为意外抗体。在输血实践中，人们发现许多意外抗体对输血产生巨大影响，为了保证临床输血安全，输血前对患者及献血者进行意外抗体筛选，发现临床上有意义的抗体，避免一些可能的情况而造成患者输血治疗的延误或输血不良反应出现。

【实验原理】

让待检者的血清与已知血型的试剂红细胞即筛选红细胞（Ⅰ、Ⅱ、Ⅲ号）起反应，以发现在 37℃ 中有反应活性的抗体。这种抗体可引起新生儿溶血病、溶血性输血反应或使输入的红细胞存活期缩短等。

【实验仪器与试剂】

1. 仪器 小试管、吸管、37℃水浴箱、台式离心机、滤纸、加样器、微柱凝胶离心机及微柱凝胶孵育器等。

2. 试剂

（1）筛选红细胞。由 2 或 3 人份的 O 型红细胞组成为一套试剂，每套试剂筛选红细胞中至少有以下常见的抗原：D、C、E、c、e、M、N、S、s、P、Le^a、Le^b、K、k、Fy^a、Fy^b、Jk^a、Jk^b。其他抗原如 Kp^b、Js^b、Lu^b、H、I 因频率较高也应提供。为了尽可能检出意外抗体，每次用 1 套试剂（Ⅰ、Ⅱ、Ⅲ）同时进行抗体筛选，见表 1 - 7。

（2）多特异性抗球蛋白血清（IgG、C3d）。

（3）致敏红细胞（质控细胞）。

（4）0.9% 生理盐水。

（5）Coombs 微柱凝胶卡。

表 1 - 7 意外抗体筛选反应格局表

序号	血型系	Rh					Kell		Duffy		Kill		Lewis		P	MNSs				Luth	
	Rh 基因	D	C	E	c	e	K	k	Fy^a	Fy^b	Jk^a	Jk^b	Le^a	Le^b	P_1	M	N	S	s	Lu^a	Lu^b
Ⅰ	R^1R^1	+	+	0	0	+	+	+	+	0	0	+	+	0	+	0	+	+	+	0	+
Ⅱ	R^2R^2	+	0	+	+	0	0	+	+	+	+	0	0	+	0	+	+	+	0	0	+
Ⅲ	R^1r^1	+	+	0	+	+	0	+	+	0	+	0	0	+	0	+	0	0	+	0	+
试验结果（盐水法、间接抗球蛋白法、微柱凝胶法）																					
Ⅰ	R^1R^1																				
Ⅱ	R^2R^2																				
Ⅲ	R^1r^1																				

注：+，阳性（可用 + ~ ++++ 表示凝集强度）；0，阴性。

【实验步骤】

1. 盐水法

（1）取受检者血清 2 滴于标记有Ⅰ、Ⅱ、Ⅲ的 3 支小试管中。

（2）对应加入Ⅰ、Ⅱ、Ⅲ号 2% ~5% 筛选红细胞生理盐水悬液 1 滴，37℃ 孵育 30min。

（3）以 1000rpm 离心 1min，观察凝集和溶血情况，如有必要可用显微镜确证，并记录反应情况于表 1－7 中。

2. 间接抗球蛋白法

（1）同盐水法（1）。

（2）对应加入Ⅰ、Ⅱ、Ⅲ号 2% ~5% 筛选红细胞生理盐水悬液混匀，37℃ 孵育 30min，充分洗涤，扣干试管后再加入多特异性抗球蛋白血清各 1 滴。

（3）以 1000rpm 离心 1min，轻轻悬浮细胞，肉眼观察凝集和溶血情况，并用显微镜确证，记录结果于表 1－7 中。

3. 微柱凝胶法

（1）在 Coombs 微柱凝胶卡上标记Ⅰ、Ⅱ、Ⅲ，分别加入Ⅰ、Ⅱ、Ⅲ号筛选红细胞 50μl 和被检血清 25μl。

（2）将 Coombs 微柱凝胶卡置于微柱凝胶孵育器内，孵育 15min。

（3）将 Coombs 微柱凝胶卡置于微柱凝胶离心机内，以 1000rpm 离心 10min。

（4）取出微柱凝胶卡观察结果，并记录于表 1－7 中。

【实验结果】

1. Ⅰ、Ⅱ、Ⅲ号试剂不论哪管凝集均表示意外抗体筛选阳性。

2. 盐水法不凝集，间接抗球蛋白法或微柱凝胶法出现凝集，则提示意外抗体为 IgG 性质。

3. 微柱凝胶法中抗原抗体复合物浮在微柱凝胶卡表面或胶中，为阳性反应；沉于底部为阴性反应。见图 1－1。

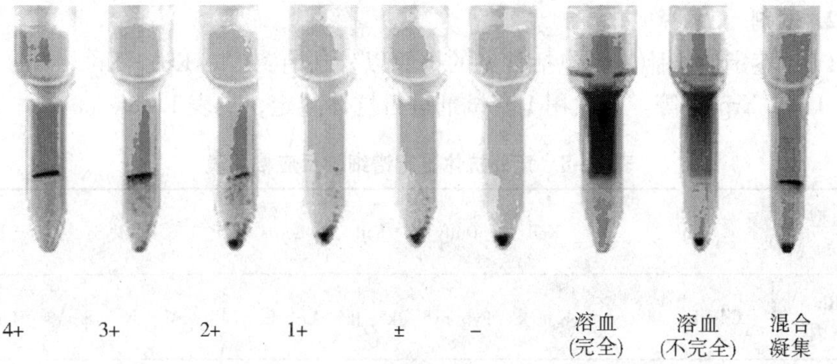

图 1－1　微柱凝胶法实验结果判断

【方法评价与注意事项】

1. 每种试验必须做自身对照，无凝集则试验有效；若有凝集则提示存在自身免疫抗体。

2. 抗体筛选阳性后，要用生理盐水洗涤红细胞 3 次，离心后再观察结果，避免假阳性反应。

3. 意外抗体筛检试验在临床输血中是很有价值的，但仍有其局限性：一是低频抗原的抗体可能被忽略，二是以往免疫的抗体已降到难以检出的水平。因此抗体筛检试验不可能检出有临床意义的全部抗体。

4. 意外抗体筛选，必须对有输血史、妊娠史或短期内需要接受多次输血者及交叉配血不合者进行筛选。

5. 抗球蛋白法阴性无凝集，应加入致敏红细胞（质控细胞）1 滴，混匀后以 1000rpm 离心 1min，观察结果，若凝集表示试验结果为阴性；若不凝集，表示抗球蛋白血清可能失效，试验无意义。

【思考题】

1. 怎样对意外抗体筛选细胞反应格局表进行填写及结果解释？

2. 怎样确定有临床意义的抗体？

实验九　意外抗体鉴定

当意外抗体筛选试验阳性时，可以进一步做抗体鉴定试验以确定意外抗体的特异性。

【实验原理】

待检血清与一组（一般是 8～12 个）红细胞反应，该组红细胞上的血型抗原经过了详细的检测通常称为“谱细胞”（panel cells）。通过分析待测血清与谱细胞反应的格局情况，可以判断待检血清中存在的意外抗体具有的特异性。

【实验仪器与试剂】

1. 仪器　试管、吸管、37℃水浴箱、台式离心机、滤纸、加样器等。

2. 试剂

（1）鉴定谱细胞，除包括常见的抗原以外还有：C^w、Kp^a、Kp^b、Js^a、Js^b、Lu^a、Lu^b、$Xrpm^a$ 等。每次用 1 套试剂进行抗体鉴定，见表 1－8。

表 1－8　意外抗体鉴定谱细胞反应格局表

序号	血型系	Rh					Kell		Duffy		Kill		Lewis		P	MNSs				Luth	
	Rh基因	D	C	E	c	e	K	k	Fy^a	Fy^b	Jk^a	Jk^b	Le^a	Le^b	P_1	M	N	S	s	Lu^a	Lu^b
1	$R^{1w}R^1$	+	+	0	0	+	0	+	+	+	0	+	0	+	+	+	+	+	+	0	+
2	R^1R^1	+	+	0	0	+	+	+	0	+	+	0	0	+	+	0	+	0	+	0	+
3	R^2R^2	+	0	+	+	0	0	+	+	0	+	0	0	+	+	+	0	+	0	0	+
4	r′r	0	+	0	+	+	+	+	+	+	+	+	0	0	+	+	+	+	0	0	+

续表

序号	血型系	Rh					Kell		Duffy		Kill		Lewis		P	MNSs				Luth	
	Rh基因	D	C	E	c	e	K	k	Fy^a	Fy^b	Jk^a	Jk^b	Le^a	Le^b	P_1	M	N	S	s	Lu^a	Lu^b
5	r″r	0	0	+	+	+	0	+	+	+	0	+	+	0	0	+	0	+	+	0	+
6	r r	0	0	0	+	+	+	0	+	0	0	+	0	+	+	0	+	0	+	0	+
7	r r	0	0	0	+	+	0	+	0	+	0	+	0	+	0	+	+	0	+	0	+
8	R^or	+	0	0	+	+	0	+	0	0	+	0	0	+	+	+	+	0	+	0	+
9	r r	0	0	0	+	+	0	+	+	+	+	0	0	+	+	+	0	+	0	0	+
10	r r	0	0	0	+	+	+	+	0	+	0	+	+	0	+	+	0	0	+	0	+
11	r r	0	0	0	+	+	0	+	0	+	0	+	0	0	+	+	+	+	+	+	+
试验结果（盐水法、间接抗球蛋白法、微柱凝胶法）																					
1	$R^{1w}R^1$																				
2	R^1R^1																				
3	R^2R^2																				
4	r′r																				
5	r″r																				
6	r r																				
7	r r																				
8	R^or																				
9	r r																				
10	r r																				
11	r r																				

注：+，阳性（可用 + ~ ++++ 表示凝集强度）；0，阴性；W，弱阳性。

（2）Coombs 微柱凝胶卡。

（3）抗球蛋白试剂，多特异性抗球蛋白血清（IgG、C3d）。

（4）致敏红细胞（质控细胞）。

（5）0.9%生理盐水。

【实验步骤】

意外抗体鉴定方法最好与抗体筛查方法相同。本试验运用盐水介质、抗球蛋白法和微柱凝胶法来说明抗体的鉴定。

1. 盐水介质法

（1）在 11 支小试管中各加受检者血清 2 滴。

（2）分别对应加入 1 套 2% ~5% 鉴定谱细胞生理盐水悬液 1 滴，37℃孵育 30min。

（3）以 1000rpm 离心 1min，观察凝集和溶血情况，并将反应情况记录于表 1 -8 中。

2. 抗球蛋白法

（1）同盐水法（1）。

（2）在11支小试管中分别对应加入11支鉴定谱细胞悬液1滴，37℃孵育30min，充分洗涤，扣干试管后再加入多特异性抗球蛋白血清1滴。

（2）以1000rpm离心1min，观察凝集和溶血情况，并将反应情况记录于表1-8中。

3. 微柱凝胶法

（1）在标记有1~11的微柱凝胶卡中，对应加入11支鉴定谱细胞各50μl。

（2）再各加入被检血清25μl。

（3）将Coombs微柱凝胶卡置于微柱凝胶孵育器内，孵育15min。

（4）将Coombs微柱凝胶卡置于微柱凝胶离心机内，以1000rpm离心10min。观察结果，并记录于表1-8中。

【实验结果】

抗体鉴定试验结果分析，需要参照谱细胞抗原格局表，使用排除原则从而判定抗体的特异性，从而鉴定意外抗体。

【方法评价与注意事项】

1. 当患者体内意外抗体有两种或两种以上时，可采用吸收放散试验进行鉴定。

2. 当一份标本需要作抗体鉴定时，首先需要确定应用怎样的介质时进行试验，这通常需要参考抗体筛选试验的结果。如果在抗体筛选试验中只有盐水介质试验出现阳性，则需要用盐水介质试验进行抗体鉴定。同样，如果抗球蛋白介质和聚凝胺介质中抗体筛选试验均出现阳性，则可以选择一种较强的方法进行抗体鉴定试验。

3. 意外抗体筛检有利于早期发现和确认具有临床意义的抗体并可在配血前鉴定此抗体，以获得充足的时间来选择缺乏相应抗原的血液，从而避免因寻找不到相合的血源而延误受血者的治疗。临床上可选择与之相配合的血液供受血者输用。

【思考题】

意外抗体筛选试验阳性后，为什么还需对其进行鉴定？

实验十 抗体效价测定

一、ABO血型抗体效价测定

ABO血型抗体效价测定（antibody titration）是一种半定量检测抗体浓度的方法。把效价视为抗体的含量，在临床上有一定的实用价值。但效价测定技术只能得到一个大概的抗体浓度数值，它只表示结合到红细胞上的抗体量，而不能表示游离在液体中亲和力小、不能结合到红细胞表面抗体的量。

【实验原理】

根据凝集反应的原理，将被检抗血清用生理盐水作倍比稀释后，加入适量的抗原红细胞，观察凝集强度。以抗体稀释后仍能与抗原红细胞出现肉眼可见凝集（1+）的最高血清稀释倍数的倒数来表示抗体的效价。

【实验仪器与试剂】

1. 仪器 离心机、小试管、刻度吸管或微量加样器、37℃水浴箱、微柱凝胶孵育器、微柱凝胶离心机等。

2. 标准 2% A 或 B 型红细胞生理盐水悬液；0.9% 生理盐水。

【实验步骤】

1. 盐水法

（1）取 10 支小试管，每管加生理盐水 200μl，在第 1 管中加入 200μl 被检者血清，混匀后吸取 200μl 加入第 2 管，依此类推，至第 10 管，最后弃去 200μl。1～10 管的稀释度分别为 1∶1、1∶2、1∶4、1∶8、1∶16、1∶32、1∶64、1∶128、1∶256、1∶512。

（2）每管中加入 2% A 或 B 型红细胞生理盐水悬液 100μl，混匀。

（3）室温孵育 15min 或 37℃5min。

（4）3000rpm 离心 1min，观察管凝集强度。

2. 微柱凝胶法

（1）同试管法步骤 1。

（2）取 Coombs 微柱凝胶卡，标记被检者的姓名、姓别、年龄及编号，同时标明 1～10 孔。

（3）在 1～10 孔中分别加入 50μl 2% A 或 B 型标准红细胞生理盐水悬液，然后各孔加入 50μl 不同稀释度的血清。

（4）将加好的 Coombs 卡置于微柱凝胶孵育器内，孵育 15min。

（5）将孵育好的 Coombs 卡置于微柱凝胶离心机内，离心 10min。

（6）取出微柱凝胶卡观察结果。

【实验结果】

以出现 1+凝集强度试管的血清最高稀倍数的倒数为该抗血清的效价。盐水法要用低倍镜确定凝集强度为 1+，微柱凝胶法直接判定 1+凝集强度。

【方法评价与注意事项】

1. 稀释操作时要准确，避免稀释不匀出现“跳管”现象。可使用 200μl 加样器加样。

2. 稀释液的容量越小，可能产生的误差越大。如果可能，可以增大稀释容量。

3. 实验标本如含冷凝集素，则要将试管置 37℃冰箱 1h 观察结果。

4. 如果一种血清分别和几种红细胞作用，要将血清做总稀释，然后分别取相同的血清量到几个试管中，以减少误差。

5. 对 1 份血清标本重复检测，结果可能不一样，如果只有一个稀释度的差别，是正常误差范围。

6. 应以效价和积分评价血清抗体的质和量。红细胞凝集强度与积分见表1-9；抗体效价和积分见表1-10。

表1-9 红细胞凝集强度与积分

红细胞凝集强度	积分
4+	12
3+	10
2+	8
1+	5
±或w+	2
0	0

表1-10 抗体效价和积分的例子

血清稀释度		1:1	1:2	1:4	1:8	1:16	1:32	1:64	1:128	效价	积分
标本1	凝集强度	4+	3+	3+	2+	2+	1+	w+	0	64	
	积分	12	10	10	8	8	5	2	0		55
标本2	凝集强度	4+	4+	3+	3+	3+	2+	1+	0	64	
	积分	12	12	10	10	10	8	5	0		67
标本3	凝集强度	2+	1+	1+	w+	w+	w+	w+	0	64	
	积分	8	5	5	2	2	2	2	0		26

【思考题】

1. 为什么要以抗体的效价和积分评价血清抗体的质和量？
2. 什么叫倍比稀释？怎样避免稀释中出现“跳管”现象？

二、IgG抗-A（B）效价检测

IgG抗-A（B）检测是主要对孕妇的抗体检测，是预测孕妇的新生儿溶血病发病的可能性及严重程度。血清中的抗-A（B）往往是IgM和IgG的混合物，它们具有相同的特性，要单独测定IgG抗-A（B）必须去除IgM抗-A（B）的干扰，使血清中IgM抗-A（B）分解，剩下的IgG抗-A（B）就能与相应的红细胞反应，从而检出IgG抗-A（B）。

【实验原理】

血清以2-巯基乙醇（2-mercaptoethanol，2-Me）或二硫苏糖醇（dithiotheritol，DTT）处理后，IgM抗体分子裂解为6-7s亚单位。此种亚单位虽然仍保持与抗原结合的能力，但已失去与其相应红细胞凝集的作用。IgG抗体分子则不被2-Me或DTT灭活，保持与相应红细胞致敏的血清学特性，所以通过2-Me或DTT处理血清后，可达到检测血清中IgG抗体的目的。

【实验仪器与试剂】

1. 仪器 刻度吸管、37℃水浴箱、小试管、塑料吸管、离心机、显微镜、微量加样器、微柱凝胶孵育器、微柱凝胶离心机等。

2. 试剂　pH 7.4 PBS、0.2mol/L 2－Me 应用液（取 2－Me 1.6ml，以 pH7.4 PBS 稀释至 100ml，分装，每支 1ml 或 2ml，保存 4℃冰箱 4 周）、抗球蛋白血清试剂、5% A 型和 B 型红细胞 PBS（或生理盐水）悬液、Coombs 微柱凝胶卡。

（一）抗球蛋白法

【实验步骤】

1. 取受检者血清 0.2ml，加 2－Me 或 DTT 应用液 0.2ml，混合，将试管口塞紧，置 37℃水浴箱温育中 1h。

2. 排列小试管 10 支，每管加 pH 7.4 PBS 0.2ml。

3. 第 1 管加 2－Me 或 DTT 处理血清 200μl，混合，吸出 200μl，移至第 2 管内，混合以此类推，作倍比稀释至第 10 管，各管内留有 1∶2，1∶4，…，1∶1024不同稀释度的血清应用液各 200μl。

4. 每管分别加 5% A 或 B 型红细胞悬液 200μl，置 37℃水浴箱温育 30min，洗涤 3 次后扣干试管，再加入最适稀释度抗球蛋白试剂 1 滴，混合。

5. 以 1000rpm 离心 1min，轻轻摇动试管，观察结果。

【实验结果】

用显微镜判断凝集强度，1＋以上红细胞凝集为阳性，以 1＋红细胞凝集的最高稀释度的倒数为 IgG 抗－A 或抗－B 效价。

【方法评价与注意事项】

1. 2－Me 或 DTT 应用液每次开启后要一次用完，没用完的放回冰箱保存。

2. 倍比稀释要准确，避免“跳管”现象。

（二）微柱凝胶法

【实验步骤】

1. 同抗球蛋白法 1～3。

2. 取 Coombs 微柱凝胶卡，标记被检者的姓名、性别、年龄及编号，同时标明 A1～A10 孔和 B1～B10 孔。

3. 在 A1～A10 孔、B1～B10 孔中分别加入 50μl 2% A、B 型标准红细胞生理盐水悬液，然后各孔对应加入 50μl 不同稀释度的血清。

4. 将加好的 Coombs 卡置于微柱凝胶孵育器内，孵育 15min。

5. 将孵育好的 Coombs 卡置于微柱凝胶离心机内，离心 10min。

6. 取出微柱凝胶卡观察结果。

【实验结果】

红细胞抗原与相应抗体在微柱凝胶中形成的特异性抗原抗体复合物悬浮在凝胶表面或凝胶中为阳性反应；沉于凝胶的尖底部为阴性反应，以出现＋1 阳性反应的最高稀释度的倒数为 IgG 抗－A 或抗－B 效价。

【方法评价与注意事项】

1. 微柱凝胶卡必须保存在室温下，使用前应检查微柱凝胶卡是否胶质均匀、胶面整齐、有无气泡等。

2. 红细胞标本不能被细菌污染，否则易出现假阳性。

3. 在微柱凝胶卡中出现溶血现象，强烈提示为红细胞抗原抗体阳性反应，但也不排除其他原因所致溶血，故一定要认真分析。

4. 当孕妇 IgG 抗 - A 和（或）抗 - B 效价≥64 可认为有临床意义，当效价≥256 或者检测到抗体效价持续升高达 4 倍以上时，可认为胎儿受害的可能性大，应进行定期检测，必要时采取药物治疗。

【思考题】

1. 检测 IgG 抗体时怎样排除 IgM 抗体的干扰？

2. 孕妇 IgG 抗 - A（B）效价检测的临床意义是什么？

（夏　琳）

实验十一　盐水介质交叉配血试验

【实验原理】

当红细胞悬液加入血清后，如果血清中存在针对红细胞膜上的 ABO 血型或其他血型抗原的抗体时，在离心力的作用下，加速了抗体抗原结合速度，而人类 ABO 血型抗体是以 IgM 类为主（包括 MN、P 等血型抗体），这种抗体可以结合多个盐水介质中悬浮的红细胞，最终导致红细胞出现肉眼可见的凝集；由于血清中存在补体，也可以导致补体激活，造成红细胞膜损伤，出现溶血现象。生理盐水介质交叉配血试验主要检查受血者或献血者血清中是否存在破坏献血者或受血者红细胞的意外完全性（IgM 类）红细胞抗体或补体依赖性红细胞抗体；并可以验证 ABO 血型鉴定是否正确，确保受血者和献血者血液相容，防止发生急性溶血性输血不良反应。

【实验仪器与试剂】

1. 仪器　台式离心机、显微镜。

2. 试剂　生理盐水。

3. 标本　3ml ABO 同型全血标本 2 人份。

【实验步骤】

1. 抽取受血者静脉血 3～4ml，待凝固后分离血清；以生理盐水洗涤受血者红细胞 3 次，最后一次洗涤后尽量把生理盐水倒净，制备成压积红细胞。

2. 取压积红细胞 1 滴，加入生理盐水 8 滴，配制成约为 10% 红细胞悬液。取此浓度红细胞悬液 1 滴，加入生理盐水 3 滴，配制成 3% 红细胞悬液。

3. 将献血者血标本以同样方法分离血清；以生理盐水洗涤献血者红细胞 3 次，配成 3% 红细胞悬液。

4. 取洁净 10mm×60mm 试管 2 支，1 支标注主侧管，另 1 支标注次侧管。

5. 主侧管内加受血者血清 2 滴，加献血者红细胞悬液 1 滴；次侧管加献血者血清 2 滴，加受血者红细胞悬液 1 滴，轻轻混匀。

6. 立即将两只试管放入离心机内，以 120 × g 离心 1min 或 1300 × g 离心 15s。

7. 小心取出试管后，用肉眼观察血清有无溶血现象。再轻轻摇动试管，直至红细胞扣成为均匀的红细胞混悬液后，观察有无红细胞的凝集。

8. 取载玻片一张，用滴管分别从主侧管和次侧管内吸取红细胞悬液各 1 滴，均匀滴放在载玻片上，用显微镜观察结果并记录。

【实验结果】

1. ABO 同型配血，主侧和（或）次侧管红细胞无凝集或无溶血，表示受血者和献血者两血盐水介质配血相容，献血者血液可以输注。

2. ABO 同型配血，出现主侧和（或）次侧试管内红细胞凝集，和（或）溶血则表明两血不相容，献血者血液不可输注。

【方法评价与注意事项】

1. 盐水介质交叉配血试验是临床输血前受血者和献血者血液最基本的血液相容性试验，仅能检测完全性（IgM 类）红细胞血型抗体，不能检测出不完全性（IgG 类）抗体。在临床实际工作中，盐水介质交叉配血试验完成后，必须增加另外一种可以检测出不完全性抗体的其他介质配血方法，防止此类抗体漏检，保证输血安全。

2. 应用盐水介质交叉配血试验时，出现红细胞凝集或溶血，应当首先重新进行献血者和受血者 ABO 血型鉴定，排除 ABO 血型鉴定错误导致的两血不相容。

3. 试验中，每次滴加不同人份血清或红细胞时，都应当更换吸管，或将吸管放置在生理盐水中反复洗 3 次，防止血清中抗体拖带，影响试验结果。

4. 溶血标本不得用于交叉配血试验。

5. 进行盐水介质交叉配血试验时，红细胞悬液加入血清中以后，采用立即离心法，即刻观察试验结果。不宜在室温下放置，以免影响试验结果。

6. 冬季实验室温度较低出现红细胞凝集时，应当排除受血者或献血者血清中存在自身冷凝集素。分别取受血者和献血者红细胞悬液各 1 滴，分别滴加在载玻片上，显微镜下观察有无红细胞自身凝集现象，借以确定是否存在自身冷凝集素。若确定是冷凝集素导致的红细胞凝集，可以把主侧或次侧试管放置在 37℃水浴箱内，轻轻摇动试管，取出试管后立即吸取试管内红细胞悬液放置显微镜下观察结果。

7. 如果仅次侧管内出现红细胞凝集和（或）溶血则表明献血者血液中存在针对受血者红细胞的抗体，如果献血者与受血者 ABO 血型相容时，例如受血者是 A 型、B 型、AB 型与 O 型献血者进行交叉配血试验，可以出现这种现象。在临床实践中，假如 ABO 同型红细胞不能获得，为了抢救患者生命情况下，可以输注这种相容的红细胞（最好选择洗涤红细胞）。

【思考题】

1. 盐水介质交叉配血试验有何临床意义？

2. 试述哪些因素可能影响盐水介质交叉配血试验结果？如何消除这些因素

对试验的影响？

实验十二 酶介质交叉配血试验

【实验原理】

红细胞表面具有丰富的唾液酸，造成红细胞表面带有大量负电荷，在电场力的作用下，红细胞在液体中相互排斥，导致红细胞不能聚集。蛋白水解酶能消化和破坏这种唾液酸，减少红细胞表面的负电荷，导致红细胞表面的 Zeta 电势减小，红细胞间的排斥力减弱，细胞间的距离缩短，IgG 类红细胞血型抗体分子的两个抗原结合位点可以分别结合具有相应抗原的红细胞，导致红细胞发生凝集反应。因此，酶介质交叉配血试验可以检测出献血者或受血者血清中是否存在 IgG 类红细胞血型抗体，确保受血者和献血者血液相容，防止发生溶血性输血不良反应。

【实验仪器与试剂】

1. 仪器 台式离心机、37℃恒温水浴箱、显微镜。

2. 试剂 1% 菠萝酶溶液、生理盐水。

3. 标本 3ml ABO 同型全血标本 2 人份。

【实验步骤】

1. 抽取受血者静脉血 3～4ml，待凝固后分离血清；以生理盐水洗涤受血者红细胞 3 次，配成 3% 红细胞悬液。

2. 将献血者血标本以同样方法分离血清；以生理盐水洗涤献血者红细胞 3 次，配成 3% 红细胞悬液。

3. 取洁净 10mm×60mm 试管 2 支，分别标记主侧管和次侧管。主侧管加入受血者血清 2 滴和献血者红细胞悬液 1 滴，次侧管加入献血者血清 2 滴和受血者红细胞 1 滴。两管分别加入 1% 菠萝酶溶液各 1 滴。

4. 取试管 1 支，标明阳性对照。加入 3% RhD 阳性 O 型红细胞悬液和人源性 IgG 类抗 -D 血清各 1 滴，加 1% 菠萝酶溶液 1 滴。

5. 取试管 1 支，标明阴性对照。加入 3% RhD 阳性 O 型红细胞悬液和正常人 AB 型血清各 1 滴，加 1% 菠萝酶溶液 1 滴。

6. 取试管 1 支，标明自身对照。分别加入受血者自身血清和 3% 红细胞悬液各 1 滴。

7. 各试管经轻轻摇动后，置 37℃ 水浴 30min。

8. 取出试管，轻轻摇动，或经 120×g 离心 1min（或 1300×g 离心 30s），取出试管并轻轻摇动，然后观察试验结果并记录。

【实验结果】

1. 受血者自身对照管内红细胞不凝集，阳性对照管红细胞凝集，阴性对照管红细胞不凝集，主、次侧配血管内红细胞均不凝集，表示受血者和献血者两血酶介质交叉配血相容，献血者血液可以输注。

2. 如果受血者自身对照管内红细胞不凝集，阳性对照管红细胞凝集，阴性对照管红细胞不凝集，主侧或（和）次侧管内红细胞凝集，则表明两血不相容，献血者血液不可输注。

【方法评价与注意事项】

1. 蛋白水解酶可以把红细胞表面的多肽链打断，改变红细胞膜上部分抗原结构。因此经酶处理后可以增强一些抗原抗体系统的反应活性，例如，Rh和kidd系统。由于唾液酸是某些红细胞血型抗原的抗原决定簇，经酶处理后也会破坏一些抗原的结构，例如M、N、Fya、Fyb抗原，导致这些抗原抗体的反应性减弱。由于酶介质交叉配血试验具有操作简单、快捷，曾经使用较为广泛，但这种介质最大缺点是可能使M、N、Fya、Fyb等抗原的抗体漏检，存在输血安全隐患，因此目前临床输血基本上已经不再使用酶介质进行交叉配血试验。

2. 在使用酶介质进行交叉配血试验时，应当平行进行盐水介质交叉配血试验。

3. 红细胞经蛋白酶修饰后可以改变红细胞悬液的物理性质，在交叉配血试验中可以出现非特异性自身凝集，因此必须使用标准对照试验，才能得出正确的试验结果。

【思考题】

1. 试述酶介质交叉配血试验原理。

2. 试述酶介质交叉配血试验的特点。

实验十三　抗人球蛋白介质交叉配血试验

【实验原理】

IgG相邻两个结合抗原的Fab片段最大距离是140Å，而悬浮于生理盐水介质中的红细胞由于细胞膜表面大量负电荷的作用，红细胞相互排斥，使细胞间距始终保持在250Å。故在适合的温度、时间等条件下，促进IgG类血型抗体与红细胞膜上相应抗原结合，使红细胞致敏，但不能在盐水介质中直接凝集带有相应抗原的红细胞。由于抗人球蛋白试剂的主要成分是马或兔抗人球蛋白抗体，加入此类试剂后，在离心力的作用下，这种抗体（二抗）与致敏在红细胞膜上的IgG类血型抗体（一抗）发生抗原抗体结合反应，经抗人球蛋白抗体的“搭桥”作用，使原来已经致敏的红细胞发生凝集。因此，为了检测出此类抗体，可使用抗人球蛋白介质进行交叉配血试验。

【实验仪器与试剂】

1. 仪器　台式离心机、37℃恒温箱、显微镜。

2. 试剂　生理盐水、抗人球蛋白试剂、人源性IgG类抗－D血清。

3. 标本　ABO同型全血标本（3ml）2人份、AB型血清、O型RhD阳性红细胞3人份。

【实验步骤】

1. 抽取受血者静脉血 3～4ml，待凝固后分离血清；以生理盐水洗涤受血者红细胞 3 次，配成 3% 红细胞悬液。

2. 将献血者血标本以同样方法分离血清；以生理盐水洗涤献血者红细胞 3 次，配成 3% 红细胞悬液。

3. 取 3 人份 O 型红细胞，混合，经生理盐水洗涤后取压积红细胞 1 滴，加入人源性 IgG 类抗－D 血清 2 滴，置 37℃ 水浴 1h 后取出，以生理盐水洗涤 3 次后，离心去上清液，再用生理盐水配制成 3% 阳性对照细胞。

4. 取 3 人份 O 型红细胞，混合，经生理盐水洗涤后取压积红细胞 1 滴，加入正常人 AB 型血清 2 滴，置 37℃ 水浴 1h 后取出，以生理盐水洗涤 3 次后，离心去上清液，再用生理盐水配制成 3% 阴性对照细胞。

5. 取洁净 10mm×60mm 试管 2 支，分别标记主侧和次侧。主侧管加入受血者血清 2 滴和献血者红细胞悬液 1 滴，次侧管加入献血者血清 2 滴和受血者红细胞 1 滴。

6. 取洁净 10mm×60mm 试管 1 支，标明阳性对照。加入 3% 人源性 IgG 类抗－D 致敏的 RhD 阳性红细胞悬液 1 滴。

7. 取洁净 10mm×60mm 试管 1 支，标明阴性对照。加入正常人 AB 型血清作为稀释剂的 3% RhD 阳性红细胞悬液 1 滴。

8. 取洁净 10mm×60mm 试管 2 支，分别标明献血者、受血者红细胞生理盐水对照。前者加入献血者 3% 红细胞盐水悬液 1 滴加生理盐水 1 滴；后者加入受血者 3% 红细胞盐水悬液 1 滴加生理盐水 1 滴。

9. 各试管经轻轻混匀后，置 37℃ 水浴 30min，分别取出后用生理盐水洗涤红细胞 3 次，倾去上清液（阳性对照可以省略此步骤）。

10. 各试管内加最适稀释度抗人球蛋白血清 1 滴，120×g 离心 1min 或 1300×g 离心 15s 后，观察结果并记录。

【实验结果】

1. 献血者、受血者红细胞生理盐水对照管内红细胞不凝集，阳性对照管红细胞凝集，阴性对照管红细胞不凝集，主、次侧配血管内红细胞均不凝集，表示受血者和献血者两血抗人球蛋白介质配血相容，献血者血液可以输注。

2. 如果献血者、受血者红细胞生理盐水对照管内红细胞不凝集，阳性对照管红细胞凝集，阴性对照管红细胞不凝集，主侧或（和）次侧管内红细胞凝集或（和）溶血，则表明两血不相容，献血者血液不可输注。

【方法评价与注意事项】

1. 抗人球蛋白介质交叉配血试验是检测不完全性（IgG 类）红细胞血型抗体经典试验，灵敏度高，特异性强。但仍然需要手工操作，步骤繁琐，耗时较多。

2. 阳性对照不凝集、阴性对照凝集、生理盐水对照凝集表明反应系统存在问题，试验结果不可信，应当分析原因，问题解决后，重新做试验。

3. 献血者或受血者红细胞自身对照凝集，交叉配血试验结果出现红细胞凝集，表明存在自身红细胞凝集干扰试验，本次试验结果不可靠。应当消除献血者或受血者自身红细胞凝集后，重新进行试验。

4. 洗涤红细胞应迅速，一旦开始洗涤就不应中途停止。洗涤用生理盐水要足量并用力冲入管底，使压积于管底的红细胞松离，切勿用手指堵住管口，进行颠倒混匀，以防皮肤表面的蛋白污染。延迟试验或中途停止可使细胞上的抗体释放出。离心时间和速度十分重要，应按规定进行操作。

5. 抗人球蛋白血清应按照说明书使用最适稀释度，否则，可产生前带和后带反应而误判为阴性结果。

6. 为了证实抗人球蛋白介质交叉配血试验阴性结果的可靠性，可以在试验结束后，在主侧和次侧管内各加入 1 滴阳性对照细胞（IgG 类抗 D 致敏的 O 型红细胞），离心后应当出现红细胞细胞凝集现象；没有出现红细胞凝集则表明交叉配血试验结果无效，必须重新做试验。

7. 应当注意抗人球蛋白介质交叉配血试验的假阳性结果，例如冷凝集血液标本中含有冷凝集素，脐血标本含有 Wharton 胶，且洗涤不充分；脐血存在较多网织红细胞，且抗球蛋白血清中含有抗运铁蛋白时；全凝集细胞，都可能使红细胞产生凝集。

8. 在使用抗人球蛋白介质交叉配血试验时，应当平行进行盐水介质交叉配血试验。溶血标本不得进行交叉配血试验。

【思考题】

1. 试述抗人球蛋白介质交叉配血试验的实验原理。

2. 哪些因素可能影响抗人球蛋白介质交叉配血试验结果？如何消除这些因素对试验的影响？

实验十四　低离子聚凝胺介质交叉配血试验

【实验原理】

聚凝胺（polybrene）是一种高价阳性季胺盐多聚物，溶解后可以产生较多的正电荷，可以大量中和红细胞膜表面的负电荷，减弱红细胞之间的排斥力，使红细胞彼此间的距离缩短，在离心力的作用下，可以引起正常红细胞可逆性的非特异性凝集。由于降低介质的离子强度，可以增加抗原抗体间的引力（或降低红细胞膜的 Zeta 电位），可以增强血型抗体凝集红细胞的能力。将红细胞和血清放置在低离子介质中孵育，如果血清中存在不完全性红细胞血型抗体（IgG 类），可以促进抗体和红细胞膜血型抗原结合，加入聚凝胺促进红细胞凝集。离心后，加入重悬浮液，中和聚凝胺的凝集作用，使正常红细胞的凝集解散，而抗原抗体结合引起的红细胞凝集不会散开。

【实验仪器与试剂】

1. 仪器　台式离心机、显微镜。

2. 试剂　生理盐水、低离子介质（LIM）、聚凝胺试剂、重悬浮液。

3. 标本 3ml ABO 同型全血标本 2 人份。

【实验步骤】

1. 抽取受血者静脉血 3～4ml，待凝固后分离血清；以生理盐水洗涤受血者红细胞 3 次，配成 3% 红细胞悬液。

2. 将献血者血标本以同样方法分离血清；以生理盐水洗涤献血者红细胞 3 次，配成 3% 红细胞悬液。

3. 取洁净 10mm×60mm 试管 2 支，1 支标记主侧管，另 1 支标记次侧管。

4. 主侧管分别加受血者血清 2 滴，献血者红细胞悬液 1 滴；次侧管分别加献血者血清 2 滴，受血者红细胞悬液 1 滴。

5. 每管各加 LIM 溶液 0.6ml，混匀，室温孵育 1min。

6. 每管各加 2 滴聚凝胺溶液，混合后静置 15s。

7. 1300×g 离心 15s，倾去上清液。

8. 轻轻摇动试管，目测细胞有无凝集，如无凝集，必须重做。

9. 加入 2 滴重悬浮液，并轻轻混合，肉眼观察结果。

10. 取载玻片一张，用滴管分别从主侧管和次侧管内吸取红细胞悬液各 1 滴，均匀滴放在载玻片上，用显微镜观察结果并记录。

【实验结果】

1. 如果主侧管和次侧管内红细胞凝集散开，则为聚凝胺引起的非特异性凝集，表示受血者和献血者两血聚凝胺介质配血相容，献血者血液可以输注。

2. 如果主侧管或（和）次侧管内红细胞凝集不散开，则表明抗原抗体结合的特异性反应，两血不相容，献血者血液不可输注。

【方法评价与注意事项】

1. 聚凝胺介质交叉配血试验对 Kell 血型系统的抗体不能有效检出，但汉族人群中的 K 基因频率几乎为零，kk 型几乎为 100%，至今尚无 Kell 血型系统抗体检出的报道。因此国内临床输血时，除维吾尔族等少数民族人群外，使用这种介质进行交叉配血试验是安全的。

2. 临床输血进行交叉配血试验时，应当首先进行盐水介质的交叉配血试验，排除完全性（IgM 类）红细胞抗体的存在后，再进行聚凝胺介质交叉配血试验。

3. 溶血标本不得用于交叉配血试验。

4. 当重悬浮液加入后，应尽快观察结果（不可超过 3min），以免反应减弱或消失。

5. 聚凝胺溶液放置在玻璃瓶中过久可以导致红细胞凝集过弱，因此必须保存在深色塑料瓶中。

6. 聚凝胺是一种抗肝素试剂，所以如果使用含肝素的血标本，要加较多的聚凝胺来中和肝素。

【思考题】

1. 试述聚凝胺介质交叉配血试验的原理。

2. 进行聚凝胺介质交叉配血试验时，应当注意哪些问题？

实验十五　微柱凝胶介质交叉配血试验

【实验原理】

使用特定的化学物质（例如葡聚糖）做成微型凝胶柱，凝胶中含有抗人球蛋白抗体，柱的上端有一个加试验样本的空间，称为反应室。将受血者、献血者血清和红细胞分别按照交叉配血试验要求放置主侧和次侧管的反应室中，放置37℃孵育器中孵育，如果血清中存在针对红细胞抗原的血型抗体（无论是IgM类或IgG类红细胞血型抗体），离心后，红细胞发生凝集，形成红细胞凝集团块，凝胶柱中的凝胶具有分子筛作用，阻止凝集的红细胞下沉，而留在微柱的上层。如果血清中不含有针对红细胞膜上血型抗原的抗体，经过孵育、离心后，红细胞仍然以单个分散形式存在，经离心力作用通过凝胶分子筛，下沉到微柱管的底部，形成红细胞扣。

【实验仪器与试剂】

1. 仪器　37℃微柱凝胶试验专用孵育器、专用离心机、50μl移液器。

2. 试剂　用于交叉配血试验的微柱凝胶试剂。

3. 标本　3mlABO同型全血标本2人份。

【实验步骤】

1. 抽取受血者静脉血3～4ml，待凝固后分离血清；以生理盐水洗涤受血者红细胞3次，按照试剂说明书要求配成一定浓度的红细胞悬液。

2. 将献血者血标本以同样方法分离血清；以生理盐水洗涤献血者红细胞3次，配成红细胞悬液。

3. 取受血者血清50μl（或1滴）和献血者红细胞50μl（或1滴），分别加入到主侧管反应室内。

4. 取与献血者血清50μl（或1滴）和受血者红细胞50μl（或1滴），分别加入到次侧管反应室内。

5. 加样后的试剂卡放置专用孵育器37℃孵育15min。

6. 取出试剂卡，放置专用离心机以80×g～100×g离心10min。

7. 取出试剂卡，肉眼观察结果。

【实验结果】

1. 阴性结果　主侧和次侧管内红细胞完全沉降于凝胶管底部，表明受血者与献血者两血相容，献血者血液可以输注。

2. 阳性结果　主侧和（或）次侧管内红细胞凝集块位于凝胶表面或凝胶中，或者出现溶血，表明受血者与献血者两血不相容，献血者血液不可以输注。

【方法评价与注意事项】

1. 凝胶介质交叉配血试验利用凝胶微柱技术，通过凝胶分子筛作用可以提高交叉配血试验的灵敏度和特异度。可一次性检出IgM类和IgG类红细胞血型抗体，因此在临床输血实际使用时，可以省去盐水介质交叉配血试验步骤。

2. 凝胶介质交叉配血试验结果判定直观、可靠，并可以保存，也可以使用数码照相机留取试验结果图像存档备用。

3. 凝胶介质交叉配血试验操作有利于标准化，可以使用全自动设备进行交叉配血试验，避免人为错误。

4. 抗人球蛋白试剂在试验前已经加入到凝胶微柱内，进行离心时红细胞和血清成分以不同的速度通过微柱（重力加速度不同），从而消除了血清中未结合的球蛋白中和抗人球蛋白试剂的可能性，因此进行交叉配血试验时，红细胞不需要洗涤；对于阴性的交叉配血试验结果也不需要像标准抗人球蛋白介质交叉配血试验时加入IgG类血型抗体致敏的阳性对照细胞（IgG类抗D致敏的O型红细胞）验证阴性结果的可靠性。

5. 溶血标本不得进行交叉配血试验。

【思考题】

1. 试述凝胶介质交叉配血试验原理。

2. 与经典的抗人球蛋白介质交叉配血试验相比，凝胶介质交叉配血试验具有哪些优点？

（张循善）

实验十六　冷吸收试验

【实验原理】

含有已知效价和特异性抗体（或未知特异性抗体）的血清中加入未知是否（或已知）存在相应抗原的红细胞，放置4℃冰箱中孵育。如果血清中存在针对红细胞抗原的抗体，特别是冷抗体，抗体可以和红细胞表面的相应抗原结合。由于抗体与红细胞表面抗原结合，血清中的抗体效价就会下降，从而可推测出红细胞（或抗体）的特异性。因此，这种试验方法既可以用已知抗体鉴定未知抗原特异性及其抗原的强度，也可以用已知抗原鉴定未知抗体，还可以用来去除患者自身冷抗体。红细胞血型抗体中最具代表性的冷抗体就是抗-A和抗-B。在血清学检查中，冷吸收试验主要用于鉴定ABO血型的亚型、各种原因导致的红细胞抗原减弱的血型鉴定（特别是ABO血型抗原减弱）、全凝集细胞的血型鉴定、自身冷抗体去除等。本试验以鉴定红细胞表面A、B抗原为例。

【实验仪器与试剂】

1. 仪器　4℃冰箱、离心机。

2. 试剂　抗体效价32的抗-A、抗-B试剂；2%A型、B型试剂红细胞。

3. 标本　受检者压积红细胞。

【实验步骤】

1. 取受检者压积红细胞2ml，用大量生理盐水洗涤至少3次。末次洗涤时，采用 800 × g ~ 1000 × g，至少离心 5min。取出试管，尽量把生理盐水完全弃去。

2. 取 10mm × 60mm 试管 2 支，分别标记 A 和 B。每支试管加入受检者压积红细胞各 1ml，在标记 A 的试管内加入抗 - A 试剂 2ml，在标记 B 的试管内加入抗 - B 试剂 2ml。

3. 将试管放置 4℃ 冰箱内静置至少 1h，在此期间将试管充分振摇数次，使红细胞充分吸收抗体。

4. 取出试管，放置离心机，800 × g ~ 1000 × g 离心 5min。取出试管，移出上层液体，即为吸收液。

5. 取 10mm × 60mm 试管 20 支，排列 4 排，第 1 排试管分别标记 A1、A2……A5，第 2 排试管分别标记 As1、As2……As5，第 3 排试管分别标记 B1、B2……B5，第 4 排试管分别标记 Bs1、Bs2……Bs5。每支试管内分别加入生理盐水 0.2ml。

6. 第 1、3 排第 1 管内分别加入抗 - A、抗 - B 吸收液 0.2ml，第 2、4 排第 1 管内分别加入未经过吸收的抗 - A、抗 - B 试剂 0.2ml。分别进行 2 ~ 32 倍量稀释。

7. 第 1、2 排每支试管内分别加入 2% 的 A 型试剂红细胞盐水悬液 0.1ml，第 3、4 排每支试管内分别加入 2% 的 B 型试剂红细胞盐水悬液 0.1ml。

8. 将每支试管轻轻振摇，使红细胞充分混匀，放置离心机内离心，以 120 × g 离心 1min。观察红细胞凝集反应，记录试验结果。

【实验结果】

1. 吸收后抗 - A 效价与对照相比显著降低或消失者为 A 型；吸收后抗 - B 效价与对照相比显著降低或消失者为 B 型。吸收后抗 - A 和抗 - B 效价与对照相比均显著降低或消失者为 AB 型；吸收后抗 - A 和抗 - B 效价与对照相比均无明显差别者为 O 型。

2. 鉴定 A 或 B 亚型时，应当根据抗体下降程度来判断被检红细胞吸收强度，结合其他血清学试验结果，做出何种亚型的结论。

【方法评价与注意事项】

1. 冷吸收试验主要通过间接证明红细胞上的血型抗原及其强度，用于冷抗体所对应的红细胞抗原鉴定。常用于 ABO 亚型的鉴定、全凝集或多凝集红细胞的定型以及某种原因引起红细胞血型抗原减弱时的定型。不适合用于温抗体针对的例如 Rh 等血型的抗原鉴定。

2. 结合放散试验可鉴定抗体特性，鉴定是单一抗体、混合抗体或复合抗体，是何种类型抗体。也可在多种抗体中通过吸收试验去除某种不需要的抗体，保留某种需要的特异性抗体，达到获取单一特异性抗体的目的。

3. 使用自身红细胞吸收血清中的自身抗体的方法，消除自身抗体的干扰，有利于鉴别患者血清中是否存在同种抗体以及抗体的特异性。

4. 如果使用抗 - A 或抗 - B 试剂进行冷吸收试验，抗体效价不宜过高，最好倍比稀释至 32 为宜。如果使用的试剂抗体效价过高，特别是 ABO 亚型或抗原过于减弱时，红细胞吸收抗体量过少，经吸收后抗体效价下降不明显，可能导致结果难以判断。

5. 末次洗涤红细胞后，应当尽量去除生理盐水，以免试剂被稀释，影响结果的判断。

6. 应当根据被检血型的抗体、抗原最佳反应温度来决定使用冷吸收试验还是热吸收试验。

7. 红细胞与血清接触面积越大，抗体吸收越有效。因此，尽量选择较大管径的试管，可以使用13mm或更大管径的试管。

【思考题】

1. 简述冷吸收试验的主要应用范围。

2. 进行冷吸收试验时，应当注意哪些事项？

实验十七 热吸收试验

【实验原理】

实验原理与实验十六基本相同，主要是根据被检血型的抗原、抗体反应最佳温度不同，而采用不同的温度条件，以利于抗体充分吸收。主要用于温自身或同种抗体的吸收和鉴定、Del鉴定等。

本实验用作温自身抗体吸收时，采用热－酶处理技术以消除红细胞上已经致敏的抗体对试验的影响以及促进温自身抗体与红细胞结合。主要是通过加热处理的方法，使致敏在红细胞表面的抗体解离，暴露出抗原结合位点；蛋白酶处理红细胞后，可以增强细胞吸附温自身抗体能力，最终可以有效的吸收温自身抗体。采用二硫苏糖醇－酶处理技术的原理主要是通过ZZAP试剂破坏Ig分子的完整性，使其从红细胞表面抗原上脱离，暴露出抗原结合位点；通过蛋白酶处理红细胞，以增强细胞吸收抗体的能力，以便有效的吸收温自身抗体。本实验以温自身抗体吸收为例。

【实验仪器与试剂】

1. 仪器 37℃和56℃水浴箱、离心机。

2. 试剂 6%牛白蛋白溶液、1%的无花果蛋白酶或1%半胱氨酸活化的木瓜酶溶液、ZZAP试剂（1%半胱氨酸活化的木瓜酶0.5ml，0.2mol/L二硫苏糖醇0.25ml，pH7.3 PBS 2ml，混合后调整pH为6.0~6.5）。

3. 标本 含有温自身抗体的血标本。

【实验步骤】

1. 热－酶处理细胞法

（1）取10mm×60mm试管1支，加入患者红细胞2ml，用大量生理盐水洗涤4次。末次洗涤后，尽可能去除上清液。压积红细胞中加入等体积的6%牛白蛋白溶液，混匀。将试管放置56℃水浴箱内轻轻振摇5min。

（2）取出试管放置预温的离心管中，以1000×g离心2min，收集上清液作为放散液。用生理盐水洗涤红细胞3次，末次洗涤后，尽可能去除上清液。

（3）压积红细胞中加入1%木瓜酶或无花果蛋白酶1ml，混匀。将试管放置37℃水浴箱内，孵育15min。

（4）取出试管，用生理盐水洗涤红细胞3次。末次洗涤，以1000×g离心5min。洗涤后，尽可能去除上清液。将压积红细胞分成两等份。

（5）将一份红细胞、2ml患者血清分别加入已标记的试管内，混匀，放置37℃水浴箱内，孵育30min。

（6）取出试管，放置离心机内，以1000×g离心2min。

（7）取出上层血清，加入另一份红细胞中，重复上述（5）、（6）步骤，最终获得经两次吸收后的血清。

2. 酶处理法

（1）取10mm×60mm试管2支，分别加入患者压积红细胞各1ml及ZZAP试剂各2ml，混匀，放置37℃水浴箱内，孵育30min。

（2）取出试管放置离心机内，以1000×g离心2min，弃去上清液。用生理盐水分别洗涤红细胞3次，末次洗涤后，尽可能去除上清液。

（3）取其中1支试管，在压积红细胞中加入患者血清2ml，混匀，放置37℃水浴箱内，孵育30min。

（4）取出试管，放置离心机内，以1000×g离心2min。

（5）轻轻取出试管，吸取上层血清，加入到另一份压积红细胞中，混匀，放置37℃水浴箱内，孵育30min。

（6）取出试管，放置离心机内，以1000×g离心2min。

（7）轻轻取出试管，吸取上层血清，最终获得经两次吸收后的血清。

3. 检测和记录　取吸收后血清，加入标准谱细胞，使用间接抗人球蛋白技术，检测血清中是否存在同种抗体及抗体的特异性（具体方法参考意外抗体的检测），记录试验结果。

【实验结果】

患者血清经两次自身红细胞吸收后，一般可以除去自身抗体，使用谱红细胞可以进行同种抗体检测。如果与谱细胞不发生凝集反应，表明患者血清中不存在同种抗体；如果反应格局有特异性，表明患者血清中存在特异性同种抗体。

【方法评价与注意事项】

1. 热吸收试验可以通过间接证明红细胞上的血型抗原及其强度，用于温抗体所对应的红细胞抗原鉴定；也常用于温自身抗体的吸收，通过热-酶处理技术或二硫苏糖醇-酶处理技术尽可能吸收温自身抗体，以便准确的进行同种抗体筛查和鉴定及其他血型血清学试验。患者血清中如果存在温自身抗体并且抗体水平较高时，患者红细胞表面就会致敏较多的自身抗体，可以导致患者红细胞直接抗人球蛋白试验阳性。这种红细胞可以在血型鉴定试剂中发生非特异性凝集，甚至在生理盐水中自凝，可以直接干扰患者的血型鉴定、抗体筛查与鉴定以及交叉配血试验等。通过患者温自身抗体的吸收试验，可以消除对上述试验的干扰，保证试验结果的准确可靠。本试验不适合用于冷抗体针对的血型抗原鉴定以及相应抗体的吸收，例如ABO血型等。

2. 在检测同种抗体前，应当进行患者吸收后血清温自身抗体是否吸收完全的评价，以保证同种抗体检测结果的可靠性。评价方法：患者红细胞在经过热处理、ZZAP 处理后，如果直接抗人球蛋白试验阴性，可以将该细胞和 2 份 O 型试剂红细胞分别加入到经两次吸收后的患者血清中，采用间接抗人球蛋白技术观察是否发生红细胞凝集反应。如果与两类红细胞均反应，表明血清中自身抗体吸收不完全，血清应当需要进一步吸收；如果与自身红细胞不反应，与 O 型试剂红细胞反应，表明存在同种抗体，可以继续使用谱细胞进行抗体特异性鉴定。

3. 近期输血患者不宜做自身抗体吸附试验，因为输注献血者的红细胞可能吸附患者的同种抗体，进而出现假阴性结果。

4. 采用 ZZAP 试剂处理技术，可以破坏除 Kx 以外的 Kell 系统所有其他抗原以及能被蛋白酶破坏的红细胞血型抗原，包括 M、N、FyaFyb、S 抗原以及 LW、Gerbich、Cartwright 和 Knops 系统抗原。如果怀疑患者温自身抗体特异性是针对这些抗原，则必须采用其他技术。

【思考题】

1. 简述温自身抗体吸收试验的临床意义。

2. 采用 ZZAP 试剂处理技术进行温自身抗体吸收试验时，应当注意哪些问题？

实验十八　热放散实验

【实验原理】

红细胞表面的抗原与血清中相应的抗体在适宜条件下可以发生结合，导致红细胞发生凝集或致敏。这种抗原抗体的结合是可逆的，如果改变某些物理条件，抗体可以从红细胞表面与抗原结合状态转变成为游离状态，成为游离抗体。把已知抗原特异性的红细胞加入放散液内，通过观察细胞是否凝集或致敏来鉴定放散液中抗体的种类及其强度，用以判定被检红细胞抗原或抗体的特异性。这种试验方法常用于 ABO 亚型的鉴定、全凝集或多凝集红细胞的定型、类“B”的鉴定和新生儿溶血病的诊断等。本实验以 A 抗原和 B 抗原鉴定为例。

【实验仪器与试剂】

1. 仪器　37℃水浴箱、离心机。

2. 试剂　抗体效价 32 抗－A、抗－B 试剂，2% A、B、O 型试剂红细胞。

3. 标本　受检者压积红细胞。

【实验步骤】

1. 取受检者压积红细胞 2ml，用大量生理盐水洗涤红细胞 5 次。末次洗涤时，采用 800×g～1000×g，至少离心 5min。留取末次洗液进行游离抗－A 和抗－B 检测。

2. 在确定没有残留游离抗-A或抗-B的压积红细胞内加入等量生理盐水，混匀。

3. 将试管放置56℃水浴中，不断振摇10min，以放散红细胞膜上结合的抗体。

4. 将试管取出，立即放置离心机内，以1300×g离心1min。取出试管用吸管立即吸取上层放散液。

5. 取10mm×60mm试管3支，分别标记A、B和O，每支试管内加入放散液0.2ml，再分别加入相应2%浓度的A、B和O型标准红细胞0.1ml。

6. 将每支试管轻轻振摇，使红细胞充分混匀，以120×g离心1min。取出试管，观察红细胞凝集反应，记录试验结果。

【实验结果】

1. 放散液与标准A红细胞凝集表明被检红细胞存在A抗原，为A型；与标准B红细胞凝集表明被检红细胞存在B抗原，为B型；与两种标准红细胞均凝集表明被检红细胞表面存在A和B抗原，为AB型，均不凝集表明被检红细胞表面不存在A、B抗原，为O型。

2. 放散液与标准O型红细胞凝集，表明存在不规则抗体。需要使用谱细胞进一步鉴定抗体的特异性。

【方法评价与注意事项】

1. 本试验仅用于冷抗体型的红细胞抗体的释放与鉴定，不宜用于温抗体型的红细胞抗体释放与鉴定。

2. 留取的末次洗液应当使用标准A红细胞和标准B红细胞进行游离抗-A和抗-B检测，只有在末次洗液不能凝集标准红细胞后，方可进行抗体释放，否则必须增加洗涤次数，直到不能检测出游离抗-A和抗-B为止。

3. 可以通过增加吸收血清比例的方法，提高放散液内抗体的浓度。

4. 红细胞放散时严格控制温度和时间，避免由于温度过高，导致红细胞破碎；温度过低，导致抗体从红细胞表面释放不完全。

5. 直接抗人球蛋白试验阳性红细胞，例如新生儿溶血性贫血或自身免疫性溶血性贫血患者的红细胞，可以直接进入洗涤程序，然后进行抗体释放和鉴定。

【思考题】

1. 简述热放散试验主要应用范围。

2. 进行热放散试验时，应当注意那些问题?

实验十九　冷冻放散试验

【实验原理】

当红细胞冰冻时，红细胞膜周围有冰晶形成，在冰晶形成过程中，要吸收周围的水分，导致剩余的细胞外液渗透压升高，造成细胞内渗透压低于周围细胞外液的渗透压，促使细胞内水分向细胞外渗透，最终导致细胞解体。当细胞膜破碎时，结合在细胞膜抗原上的抗体就脱落下来。冷冻放散试验主要应用于ABO新生儿溶血病的实验室诊断。本试验以释放ABO血型抗体为例。

【实验仪器与试剂】

1. 仪器 －20℃～－70℃冰箱、离心机。

2. 试剂 标准A、B、O试剂红细胞。

3. 标本 待检红细胞。

【实验步骤】

1. 用大量生理盐水洗涤待检红细胞至少6次，留取末次离心获得的上清液备用。

2. 取10mm×60mm试管1支，加入被检压积红细胞0.5ml，同时加入生理盐水3滴，混匀。

3. 塞住试管口，轻轻转动试管，使试管内壁表面黏附红细胞，形成红细胞薄层。

4. 将试管水平放置在冰箱内，快速冷冻10min。

5. 取出试管，立即使用流动温水冲洗试管外壁，使红细胞快速融化。

6. 将试管放置离心机内，1000×g离心2min。立即将上清液转移至另外1支标记好的10mm×60mm试管内。

7. 按照ABO血型正定型方法鉴定抗体特异性，同时取末次洗涤上清液做平行对照。

8. 直接离心后观察试验结果。如果红细胞不凝集，应当使用间接抗人球蛋白技术检测放散液中的抗体（具体方法参考意外抗体的检测）。记录试验结果。

【实验结果】

1. 放散液与A型试剂红细胞凝集，抗体为抗－A；与B型试剂红细胞凝集，抗体为抗－B；与两种红细胞均凝集，抗体为抗－A、B。

2. 如果仅仅与O型试剂红细胞凝集，与A、B型试剂红细胞均不发生凝集，表明为非ABO血型抗体，可以使用谱细胞进行抗体鉴定。

【方法评价与注意事项】

1. 冷冻冷冻放散是一种简单快捷的抗体放散方法，一般用于ABO抗体的检测，对其他自身或同种抗体检出效果较差。因此，对其他血型抗体分析检测最好采用其他的放散试验方法。

2. 根据放散液与何种标准红细胞发生凝集反应来判定抗体的特异性。同时观察末次洗涤上清液与标准红细胞是否发生凝集反应，标准红细胞不凝集，表明洗涤完全，血清中抗体没有残留，试验结果可靠。

【思考题】

1. 简述冷冻放散试验的实验原理及应用范围。

2. 冷冻放散试验结果判断时，应当注意哪些要点？

实验二十　乙醚放散试验

【实验原理】

乙醚是种挥发性极强的有机溶剂，与红细胞混合，可以破坏红细胞膜结构，导致红细胞破碎，促使与红细胞表面抗原结合的抗体脱落，应用标准谱细胞可以鉴定放散液中抗体的特异性。乙醚放散试验主要用于 Rh 血型系统的抗体鉴定。

【实验仪器与试剂】

1. 仪器　37℃水浴箱、离心机。

2. 试剂　分析纯乙醚、标准谱细胞。

3. 标本　待检压积红细胞。

【实验步骤】

1. 取 12mm × 80mm 试管 1 支，加入洗涤三次的被检压积红细胞 1 体积、等体积生理盐水以及 2 体积的乙醚，颠倒充分混匀 10min。

2. 将试管放置离心机内，以 2000 × g 离心 5min。

3. 取出试管，试管内液体分 3 层，至上往下分别为乙醚层、红细胞基质层、放散液层。

4. 用吸管轻轻吸出深红色的放散液，加入已经标记好的试管内。观察放散液，如果放散液混浊，可重复离心 1 次。

5. 将试管放置 37℃水浴箱内，水浴 30min，尽量让乙醚挥发完全。

6. 使用间接抗人球蛋白技术（具体方法参见意外抗体的检测），鉴定抗体特异性。

【实验结果】

1. 根据与谱细胞反应格局确定抗体的特异性。

2. 如果与所有的谱细胞均发生凝集反应，表明抗体没有特异性，如果临床拟诊自身免疫性溶血性贫血，应当考虑为自身抗体，但有些患者自身抗体也具有 Rh 血型系统抗体的特异性。

【方法评价与注意事项】

1. 乙醚放散试验主要应用于 Rh 系统抗体的鉴定，也可以应用于自身免疫性溶血性贫血患者的抗体检查。

2. 由于乙醚是易燃危险化学试剂，目前乙醚放散试验有被用其他放散技术取代的趋势。

【思考题】

1. 简述乙醚放散试验的特点。

（张循善）

实验二十一 直接抗球蛋白试验

【实验原理】

抗球蛋白试验又称 Coombs 试验，在盐水介质中，IgG 类不完全抗体只能包被红细胞（又称红细胞致敏），而不能使红细胞出现凝集，加入抗球蛋白试剂后，抗球蛋白分子的 Fab 片段与包被在红细胞上的球蛋白分子的 Fc 片段结合，从而通过抗球蛋白分子的桥联作用使红细胞出现凝集，而未被抗体包被的红细胞则不会出现凝集。直接抗球蛋白试验就是直接检测红细胞上是否致敏了抗体。

【实验仪器与试剂】

1. 仪器 滴管、洁净小试管、记号笔、离心机、37℃水浴箱、显微镜等。

2. 试剂 多特异性抗球蛋白试剂、IgG 抗 - D 血清、2% ~5% Rh 阳性红细胞悬液、2% ~5% 正常人红细胞悬液和生理盐水等。

3. 标本 2% ~5%受检者红细胞悬液。

【实验步骤】

1. 取洁净小试管 4 支，分别标明直接抗球蛋白管、盐水管、阳性对照管和阴性对照管。

2. 在直接抗球蛋白管和盐水管中各加入三洗后 2% ~5%受检者红细胞悬液 1 滴，阳性对照管和阴性对照管分别加入 IgG 抗 - D 致敏的 2% ~5% Rh 阳性红细胞悬液 1 滴和 2% ~5% 正常人红细胞悬液 1 滴。

3. 各管加入多特异性抗球蛋白试剂 2 滴，混匀后以 3000rpm（900 ×g ~1000 ×g）离心 15s。

4. 肉眼观察结果，若有可疑，可将悬液倒在洁净玻片上在显微镜下观察。

【实验结果】

肉眼观察有凝集或镜下显示有 3 个或以上红细胞堆积在一起，并均匀分布在游离红细胞中为阳性，无凝集则为阴性。

【方法评价与注意事项】

1. 要证实直接抗球蛋白试验（DAT）阳性不是补体体外致敏的结果，可换用 EDTA 抗凝的标本。

2. 若怀疑因冷抗体引起的 DAT 阳性，其血标本凝固应保持在 37℃，直至血清被分离出来。

3. 标本若为直抗阳性则须区别直抗类型，即用单特异性 IgG 抗体、C3d 抗体重复上述操作以鉴别致敏在细胞上的免疫分子种类。

【思考题】

1. 抗球蛋白试验的原理是什么？

2. 直接抗球蛋白试验（DAT）的影响因素有哪些？

实验二十二　新生儿血清游离抗体测定

【实验原理】

新生儿血清中的IgG抗体来自母亲，若能检测出患儿游离血清中可与患儿红细胞起反应的血型抗体，则游离抗体试验阳性，提示婴儿可能受害。

【实验仪器与试剂】

1. 仪器　滴管、洁净小试管、记号笔、离心机、37℃水浴箱、显微镜等。

2. 试剂　多特异性抗球蛋白试剂、待检血清、（A、B、O）2% ~5% 指示红细胞悬液。

【实验步骤】

1. 取洁净小试管3支，分别标明Ac管、Bc管、Oc管，各管加入待检血清2滴。

2. 按标记各管加入A、B、O 2% ~5% 指示红细胞悬液1滴，混匀，置37℃水浴箱孵育（致敏）30min，观察各管内是否有凝集，如某管出现凝集，说明该管有相应的盐水抗体，不必继续下面操作。

3. 取上述不凝集管，用生理盐水洗涤3次，扣干，各管再加入多特异性抗球蛋白试剂2滴，以3000rpm（900×g~1000×g）离心15s，肉眼观察结果。

【实验结果】

按下表1-11进行判断游离抗体，再根据游离抗体及患儿血型判定游离抗体实验的结果。

表1-11　婴儿血清中游离抗体检查结果判定

Ac	Bc	Oc	意　义
+	0	0	有游离的抗-A
0	+	0	有游离的抗-B
+	+	0	有游离的抗-A、抗-B或抗-A，B
0	0	+	有游离的ABO血型系统以外抗体
0	0	0	无游离抗体

注：+，阳性；0，阴性。

【方法评价与注意事项】

1. 游离试验阳性常常发生在新生儿溶血病早期或病情较严重时，但游离试验阴性并不说明病情较轻。该试验在新生儿溶血病检测中仅起到辅助诊断作用。

2. 游离抗体实验阳性必须是可以检测到能与患儿红细胞起反应的抗体，不依据患儿血型则无法准确判定该实验的结果。

【思考题】

游离实验与直抗实验的检测致病性抗体的区别主要有哪些？

实验二十三 新生儿红细胞抗体释放试验

【实验原理】

红细胞上的抗原与血清中的抗体在适当的条件下能发生凝集或致敏，这种反应是可逆的，如果改变某些条件，抗体又可以从结合的细胞上放散下来，再用相应的红细胞鉴定放散液内抗体的种类，从而进行新生儿溶血病的诊断。常用的放散方法有：热放散法、冷冻放散法和乙醚放散法（本实验以热放散为例）。

【实验仪器与试剂】

1. 仪器 滴管、洁净小试管、记号笔、37℃水浴箱、56℃水浴箱、离心机等。

2. 试剂 生理盐水、（A、B、O）2% ~5% 酶处理指示红细胞、多特异性抗球蛋白试剂等。

【实验步骤】

1. 取三洗后的患儿压积红细胞 1 ~ 2ml 于洁净小试管中，加入等量的生理盐水。

2. 将小试管置于 56℃水浴振荡箱不断振摇 10min，取出后置于装有 56℃温水的离心套管内，立即以 3000rpm（900 × g ~ 1000 × g）离心 2min。

3. 离心后分离的上清液即为放散液。

4. 取洁净小试管（内径 10 × 75mm）3 支，分别标明 Ac 管、Bc 管、Oc 管，各管加入放散液 2 滴，然后按标记各管加入相应的（A、B、O）2% ~5% 酶处理红细胞 1 滴，混匀，置 37℃水浴箱孵育（致敏）30min。

5. 孵育后用生理盐水洗涤 3 次，扣干，各管加入多特异性抗球蛋白试剂 2 滴，以 3000rpm（900 × g ~ 1000 × g）离心 15s，肉眼观察结果。

【实验结果】

按下表 1 – 12 进行判断释放抗体，再根据释放抗体及患儿血型判定释放实验的结果。

表 1 – 12 婴儿红细胞抗体释放试验结果判断

酶处理 Ac	酶处理 Bc	酶处理 Oc	意 义
+	0	0	释放出 IgG 抗 – A
0	+	0	释放出 IgG 抗 – B
+	+	0	释放出 IgG 抗 – A、抗 – B 或抗 – A，B
0	0	+	ABO 血型系统以外抗体
0	0	0	未释放出抗体

注：+，阳性；0，阴性。

根据下表 1 – 13 新生儿溶血病的三项试验（直抗、游离、释放试验）的组合模式以及检测致病性的血型抗体种类来判定 HDN 的存在及类型。

表1-13　新生儿溶血病的三项试验（直抗、游离、释放试验）的组合模式

直接抗球蛋白试验	游离试验	释放试验	结　论
0	0	0	不能证实为血型免疫抗体引起的新生儿溶血病
+	0	0	可疑为新生儿溶血病
0	+	0	可疑为新生儿溶血病
0	0	+	可以证实为新生儿溶血病
+	0	+	可以证实为新生儿溶血病
+	+	0	可以证实为新生儿溶血病
0	+	+	可以证实为新生儿溶血病
+	+	+	可以证实为新生儿溶血病

注：+，阳性；0，阴性。

【方法评价与注意事项】

1. 释放试验的特点是敏感度高，由于释放试验制备的抗体比直接抗球蛋白试验参与的抗体量多2个数量级，因此有较高的敏感度，是三项试验中敏感度最高的试验，因此该试验阳性是判断新生儿溶血病最有利的证据。

2. 根据不同血型HDN的诊断需要，放散方法可以进行相应选择，例如ABO-HDN一般常采用冷冻放散或者热放散法，Rh-HDN则多采用乙醚放散法。

3. 在进行HDN血型抗体检测时，一般先分离出患儿标本游离血清及相应三洗红细胞，先进行血型鉴定，以此为基础在选择三项实验，如果患儿为A、B、AB型时，则要进行直抗、游离抗体、抗体释放试验；若为O型，则不需要进行抗-A、抗-B的游离及释放试验，只需要进行游离意外抗体的筛选及鉴定即可，若出现直抗阳性则需加做释放实验并鉴定抗体种类，以明确HDN的类型及致病抗体。

【思考题】

1. Rh血型新生儿溶血病与ABO血型新生儿溶血病血清学检查有什么不同？

2. 新生儿溶血病的配血及换血原则是什么？

（胡丽华）

第二章 人类白细胞抗原抗体检测

实验二十四 血清学分型方法

【实验原理】

血清学分型法主要为补体依赖的微量细胞毒试验（CDC）。本法能分型抗原为SD抗原，包括HLA－A、B、C、DR、DQ。

补体依赖的微量细胞毒试验原理为淋巴细胞膜表面具有HLA抗原，HLA特异性抗体与淋巴细胞膜上相应的HLA抗原结合，激活补体，从而改变了细胞膜的通透性，采用染色法着色，染料进入到细胞中；如淋巴细胞不带有相应的抗原，则细胞膜完整，染料无法进入。在显微镜下估计着色细胞的百分比来判断抗原、抗体反应的强度。

【实验仪器与试剂】

1. 仪器 倒置相差显微镜、80－2离心机、试管、滴管、微量移液器、试管架、标记笔、生理盐水等。

2. 试剂 HLA－B27（B13，B5）抗体血清反应板、淋巴细胞分离液、兔补体、pH7.2磷酸盐缓冲液（PBS）、1640培养液、10%甲醛溶液、5%伊红、0.04%酚红、对照血清（阳性对照，马抗人淋巴细胞血清；阴性对照，不含HLA抗体灭活AB型人血清）、病人肝素抗凝全血3.5ml。

【实验步骤】

1. 抽取肝素抗凝血。

2. 淋巴细胞分离

（1）肝素抗凝全血3.5ml与等量PBS液混合。

（2）抗凝稀释血缓慢加入4ml淋巴细胞分层液界面上，1400×g离心20min。

（3）吸出白细胞层，又称白环层（含有淋巴细胞），移至另一试管。加入PBS 5ml 1400×g离心10～15min洗涤，弃上清，重复3次。

（4）压积淋巴细胞用1640液调整至（2～4）$\times 10^6$/ml悬液，备用。

3. 微量淋巴细胞毒试验

（1）在HLA－B27抗体反应板每孔中加入病人淋巴细胞悬液1μl，室温

(20～25℃) 静置30～40min。

(2) 每孔中加入兔补体5μl，室温（20～25℃）静置60～70min。

(3) 每孔中加入5%伊红2μl，室温（20～25℃）静置10min。

(4) 每孔加入10%甲醛溶液8μl，以固定反应结果。

(5) 用倒置相差显微镜观察记录每孔中死细胞（着色细胞）数，并计算百分数。

【实验结果】

1. 判断标准 死细胞：体积稍大，着黑色，无折光性。活细胞：大小正常，未着色，较透亮。

2. 结果判断 读板从1A→1F，然后2F→2A，依次进行，直至12A。在倒置相差显微镜下，被染色的细胞即死细胞，细胞肿胀，无折光能力，呈黑灰色；未被染色的细胞即活细胞，折光能力强，呈光亮状。

在倒置显微镜下计数着色细胞（死细胞）的百分数。着色细胞≤10%为阴性，20%～50%为可疑阳性，50%～100%为阳性。根据试剂盒所提供的反应格局表判读HLA血清学分型结果，见表2－1。

表2－1　微量淋巴细胞毒试验判读

分数	死细胞百分数（%）	结果
1	0%～10%	阴性
2	11%～20%	可疑阴性
4	21%～50%	弱阳性
6	51%～80%	阳性
8	81%～100%	强阳性
0		无法判断

【方法评价与注意事项】

1. 兔补体质量对微量淋巴细胞毒试验结果影响很大。一般从多只健康家兔（>10只）心脏采血分离血清，经检查合格（对淋巴细胞无天然毒性）后混合，小量分装，冷冻干燥后－30℃以下保存3个月。每次应用后应将剩余部分丢弃，不能反复冻融应用。兔补体（兔血清）中无天然细胞毒抗体，不引起假阳性反应。

2. 病人淋巴细胞必须加入到抗血清中，否则抗血清和补体不能与细胞表面的特异性抗原充分反应，导致试验结果不准确。

3. 密度梯度离心法从外周全血中分离混合淋巴细胞，肝素和淋巴细胞分离液应用前应平衡至室温，过冷将影响分离液的比重，造成红细胞污染，并且容易使血小板和淋巴细胞发生聚集。整个分离过程中，应控制温度在22～25℃。尽可能除去血小板，以免影响淋巴细胞毒试验结果。

4. 每块反应板应设立阴性对照（阴性对照血清一般采用AB型男性、无输血史者血清）和阳性对照（阳性对照孔中加入了抗淋巴细胞球蛋白），在阴性对照结果为阴性、阳性对照结果为阳性反应时，才可判读结果。

5. 石蜡油无毒性。为了避免每孔细胞不均匀，可用软加法，先将加样器吸一点空气，然后再吸取细胞或试剂。

6. 试验的关键在于获得标准抗血清，抗血清种类应覆盖本民族、本地区80%以上的抗原。

7. 注意下列假象。

（1）粒细胞和单核细胞能够非特异性地吞噬染料而造成着染假象，应注意细胞形态的区别。

（2）血小板与淋巴细胞竞争，结合 HLA 抗体而导致假阴性结果，可用玻璃珠脱纤维抗凝。

（3）红细胞沾染易致假阳性。

（4）单克隆抗体复合物不能激活补体，不能用于试验。

8. HLA－Ⅰ、Ⅱ类血清学分型，供、受者交叉淋巴细胞毒试验等应用补体依赖的微量细胞毒试验。适用于临床输血、同种异基因器官移植、某些临床疾病的诊断、亲子鉴定以及人类学的研究等。

【思考题】

1. 为何微量淋巴细胞毒试验中兔补体每次使用后应将剩余部分丢弃，不能进行再复冻使用？

2. 微量淋巴细胞毒试验易受哪些因素影响？

实验二十五　细胞学分型方法

【实验原理】

细胞学分型法是以混合淋巴细胞培养（MLC）或称混合淋巴细胞反应（MLR）为基本技术的 HLA 分型法，包括单向 MLC（one way MLC）及双向 MLC（two way MLC）两种。

应用两个无关受体和供体的淋巴细胞在体外进行混合培养，由于 HLA Ⅱ类抗原中 D 和 DP 抗原不一致，导致相互刺激其 T 细胞并增殖，称为混合淋巴细胞培养；倘若将其中一方的淋巴细胞先应用丝裂霉素 C 处理或射线照射使其细胞中 DNA 失去复制能力，但仍能刺激另一方淋巴细胞发生转化，称为单向混合淋巴细胞培养。

两个无关受体和供体间 HLA 抗原差异程度越大，反应也越明显。可通过细胞数量、形态检查或 3H－TdR 掺入率检测反应细胞的增殖水平。倘若应用经照射的、已知 D 位点抗原的纯合子分型细胞（Homozygous typing cell，HTC）作为刺激细胞，则可检测受者的 D 位点抗原型别。倘若受者抗原与标准 HLA－D 抗原相同，MLC 不发生增殖。另外，EB 病毒转化淋巴母细胞表达高水平的 HLA Ⅱ类抗原，可作为单向混合淋巴细胞培养中的刺激细胞。

【实验仪器与试剂】

1. 仪器　CO_2 孵箱、超净台、^{60}Co 或 X 射线装置、细胞培养瓶、培养板、滴管、吸管等。

2. 试剂　细胞：刺激细胞 N23 细胞系。反应细胞：外周血单个核细胞。10% FCS RPMI1640 培养基；无菌生理盐水、双蒸水、75% 酒精等。

【实验步骤】

1. 刺激细胞处理有两种方法。

（1）直接接种法：将受试细胞悬液用^{60}Co或 X 射线 40Gy 照射后直接接种。

（2）应用丝裂霉素处理法：向细胞悬液内加入丝裂霉素（终浓度 40mg/ml），置 37℃水浴 30min，然后用 RPMI1640 培养液洗涤 3 次。最后将细胞悬浮于 1640 培养液中计数，调整细胞数至 1×10^6/ml。

2. 准备微量加样器，应用 75% 酒精、无菌双蒸水、无菌生理盐水依次洗涤 3 次。

3. 预先准备无菌 96 孔圆底板，做好标记。

4. 按照双向和单向混合培养的实验设计接种细胞。

（1）双向微量混合淋巴细胞培养（MLC－D）

1）对照组：AA、BB 每孔加 A 细胞 100μl 或 B 细胞 100μl。

2）实验组：AB 每孔加 A 细胞 50μl，B 细胞 50μl.

（2）单向微量混合淋巴细胞培养（MLC－S）

1）对照组：AAm、BBm 每孔加反应细胞 50μl，自身刺激细胞 50μl。

2）实验组：ABm、BAm 每孔加反应细胞 50μl，刺激细胞 50μl，每孔总液量为 100μl，每种组合 3～4 个复管。

5. 培养标本置于 37℃、含 5% CO_2 湿润空气环境中培养 5d。

6. 5d 后每孔加入 2μl（36kBq）3H－TdR，继续 37℃培养。

7. 18h 后，用细胞收集器将放射性样品收集于玻璃纤维滤纸上，水洗 20s，空吸 10s。

8. 将样本滤纸置于 60～80℃烤箱烘干后，移至装有 2～3ml 闪烁液的测量杯中，待测。

9. 用 β 液体闪烁测量仪，测量每份样品的放射性计数（CPM），根据以下公式计算刺激指数（SI）。

【实验结果】

$$\text{MLC-D: SI} = \frac{\text{反应组 CPM}}{(\text{A 对照组 CPM} + \text{B 对照组 CPM})/2}$$

$$\text{MLC-S: SI} = \frac{\text{反应组 CPM}}{\text{对照组 CPM}}$$

因本底 CPM 值都控制在 100 以下，故本底 CPM 值可忽略不计。一般无关受者与供者间 MLC 的 SI＞10。

【方法评价与注意事项】

1. 注意无菌操作。

2. 刺激细胞接受照射剂量要准确，使细胞暂时存活，但失去增殖的能力。

3. 不同刺激细胞与反应细胞的合适比例会有所不同，应进行预实验选择最佳实验条件。

4. MLC 适用于器官移植前的组织配型，主要是检测受体和供体主要组织相容性抗原（HLA 抗原）相容的程度。由于 MLC 中淋巴细胞接受同种异型抗原的刺激而发生活化、增殖，产生诸多细胞因子，促进 NK、LAK 和 CTL 等杀伤细胞的分化。

【思考题】

1. 混合淋巴细胞培养怎样处理刺激细胞产生？
2. 单向及双向混合淋巴细胞培养的实验原理分别是什么？

实验二十六 人类白细胞抗原分子生物学检测（以 PCR - SSP 检测 HLA - B27 为例）

【实验原理】

HLA 的分子生物学检测采用体外核酸扩增技术（PCR），即在模板 DNA 引物的 4 种脱氧核苷酸等存在的情况下依赖 DNA 聚合酶的酶促合成反应。扩增的特异性取决于引物与模板 DNA 的特异性结合。编码 HLA 抗原表型的等位基因均可用相应的序列特异性引物进行扩增。通过控制 PCR 反应条件，特异性引物仅扩增与其相应的等位基因，而不扩增其他的等位基因，因此 PCR 扩增产物的有无是鉴定特异性等位基因的基础，这种特异性的 PCR 扩增产物可通过琼脂糖凝胶电泳检测。

【实验仪器与试剂】

1. 仪器 低温高速离心机、微量移液器、PCR 扩增仪、恒温水浴箱、电泳仪、紫外检测成像仪、恒温箱等。

2. 试剂 PCR 引物、Buffer 液、Taq 酶、白细胞裂解液（WCLB）、红细胞裂解液（RCLB）、DSP 工作液、三氯甲烷: 异戊醇（24:1）、10% SDS（十二烷基硫酸钠）、酚 - 三氯甲烷 - 异戊醇（PCL）、TBE 缓冲液、无水乙醇、琼脂粉。

【实验步骤】

1. 抽取 EDTA - K 抗凝血。

2. 制备 DNA

（1）在 Eppendorf 管中加入 EDTA - K 抗凝全血 500μl。

（2）加入 RCLB 900μl，颠倒混匀，9100 × g 离心 2min。

（3）弃上清液后加入灭菌双蒸水 1ml，混匀后 9100 × g 离心 2min。

（4）弃上清液后加入 WCLB 120μl，混匀后 9100 × g 离心 2min。

（5）加入 DSP 工作液 400μl，56℃恒温箱中孵育 50min，直至完全消化。

（6）冷却至室温（20 ~ 25℃）后，加入 6mol/L NaCl 100μl 剧烈振荡，彻底混匀后 9100 × g 离心 10min。

（7）上清液转至另一 Eppendorf 管后，9100 × g 离心 10min，不要把管底的沉淀倒出。

（8）上清液转移至另一 Eppendorf 管中。注意：混入管底沉淀。

（9）加入无水乙醇 1ml，上下轻轻颠倒，观察有无絮状物析出，若出现絮状物则为 DNA，9100×g 离心 2min。

（10）弃上清液，加入 70% 乙醇 1ml，离心 13 000rpm，2min。弃上清液，室温（20～25℃）干燥 10min。

（11）加入双蒸水 20μl 溶解，用光密度计或电泳检测浓度和纯度（抽提 DNA 浓度指标 OD260/280 应在 1.6～2.0 之间）。

3. PCR 扩增

（1）反应体系：每孔加 PCR mix 7μl（HLA－B27 特异性引物，内参照 HGH（人类生长激素）每管加 5U/μl Taq 酶 0.1μl、Buffer 液 2.0μl、双蒸水 17.0μl、DNA 溶液 1.0μl（约 50ng）。配制混合液时，先加双蒸水，再加其他溶液。加到反应板中的量总体积共 20.1μl。将上述反应板中的溶液彻底混匀后，加石蜡油 25μl，在扩增仪上进行扩增。

（2）循环参数

退火：50s 62℃　　延伸：45s 72℃　　共 21 个循环

变性：30s 96℃　　退火：60s 55℃　　延伸：2min 72℃　　共 4 次

（3）电泳

1）将琼脂粉配成 2% 的溶液（TBE 液 100ml＋2g 琼脂粉），混匀，在微波炉里加热至琼脂糖完全溶解，溶液呈清澈透明。

2）待冷却至 60℃时加溴化乙锭 2μl，使其终浓度为 0.5μg/ml，制板。

3）待冷却半小时完全凝固后拨出梳子，向槽内加入 0.5mol/LTBE 液至盖过凝胶板 2mm。

4）向孔内加扩增产物 10μl，另孔加入 marker。在电泳仪上进行电泳，电压 150V，20～25min，在紫外线成像仪上观察结果。

【实验结果】

在 marker 参照下，每孔出现内参照带可以认为扩增成功，在相应碱基对位置观察有无特异性条带出现，如果出现特异性条带判读为阳性，如果没有出现特异性条带判断为阴性。

【方法评价与注意事项】

1. 对同一厂家不同批号的试剂或同一批号不同时间分装的试剂，如基因引物、Taq 酶等，在应用前均需用已知基因样品做预试验，以选择一个最佳的应用浓度范围。

2. 操作的全过程应严格遵守防污染的规章制度。

（1）每次实验前，必须开紫外线消毒 1h，然后关闭紫外灯，抽气 30min。

（2）每次实验后，作常规工作区清洁，清理废弃物。打开紫外灯，消毒 1h。

3. 实验的内参照带可作为内部对照和扩增体系质控。

DNA 含量及纯度通常用比色法检定，将 DNA 取少量稀释后，以蒸馏水为空白，在紫外分光光度计上测定 OD_{260}、OD_{280} 的值。DNA 含量＝50μl/ml×

OD_{260}值×稀释倍数。纯度 = OD_{260nm}/ OD_{280nm}，DNA 纯品的 OD_{260}/ OD_{280} 值为1.8。

4. 每份检测设立阴性对照，以防止 DNA 污染出现假阳性；以内对照条带来防止假阴性。

（1）若无反应带或反应带弱，可能是 DNA 量不足或存在 PCR 抑制剂；或是 Taq 酶量不足；或是 EB 量不足（0.5μg/ml）。

（2）倘若有假阳性带，可能是 DNA 量过多；或是 DNA 不纯或污染；或是 Taq 酶量过多。

（3）倘若阴性孔中出现反应带，可能是 DNA 污染，或 PCR 程序输入错误。

（4）倘若某位点检出两个以上的 HLA 特异性，而阴性对照孔未被污染时，考虑是样品 DNA 的污染，必须重新提取 DNA，重新分型检测。

【思考题】

1. 应用分子生物学技术检测 HLA 抗原的优缺点有哪些？
2. 应用分子生物学技术检测时应注意哪些因素？

实验二十七　群体反应性抗体测定

【实验原理】

群体反应性抗体（PRA）是指器官移植受者体内的抗 HLA 抗体，由于人类白细胞抗原的多样性，相应的抗体种类也是多种多样的。

将 HLA－Ⅰ类、Ⅱ类单克隆抗体事先包被酶联板上，并加入可溶性 HLA 抗原制成 ELISA 试剂板，当加入待检血清，倘若血清中存在抗 HLA－IgG 抗体时，就会发生抗原抗体特异性结合，加入抗人 IgG 酶交联剂，发生酶显色反应，终止反应后，可在酶标仪下测定其待检血清中待测抗体的含量。

【实验仪器与试剂】

1. 仪器　低温冰箱、恒温水浴箱、高速台式离心机（1000～15 000rpm）、微量移液器、酶标仪、软件分析系统。

2. 试剂　试剂酶联板及配套试剂等。

【实验步骤】

1. 试剂准备

（1）应用去离子水 0.1ml 溶解对照血清至彻底溶解。

（2）每一板取 8μl 上述溶解的对照血清，用抗体稀释液按 1∶10 的比例稀释。

（3）应用抗体稀释液按照 1∶3 稀释每个待测血清。

（4）每一板取 10μl 酶联抗人 IgG，用抗体稀释液按 1∶100 比例稀释。

（5）每一板取 5ml 洗板液，用蒸馏水按 1∶10 比例稀释，至少洗涤 4 次。

（6）将所提供的底物 A 和 B 各取 500μl 混合。

2. 过程

（1）在试剂酶联板第1行每孔加入对照血清10μl，在第2～6行和第7～11行分别加入待检血清10μl。

（2）盖上盖子，20～25℃孵育1h。其后用力将试剂酶联板板中的血清甩出，应用洗板液洗板2次，每孔加入稀释后的酶联抗体液10μl。

（3）盖上盖子，20～25℃孵育40min。重复步骤2。

（4）每孔加入混合底物10μl，避光孵育10min。每孔加入终止液5μl。1h后在酶标仪上读板。

（5）用软件分析系统分析PRA阳性率及阳性抗体的特异性（包括Ⅰ类和Ⅱ类抗体）。

【实验结果】

PRA＜10%为未致敏；10%＜PRA＜50%为轻度致敏；PRA＞50%为高度致敏。

【方法评价与注意事项】

1. 由于移植术前的PRA高低与移植后急性排斥反应明显相关，因此动态测定PRA水平显得尤为重要，也是目前广泛被承认和应用的一项监测指标。

2. 应用酶联免疫吸附法检测所需时间短，测定抗体的特异性多达40余种，可以检测出补体依赖的微量细胞毒试验检测不到的抗HLA－IgG抗体，而且不受抗排异治疗的影响，但由于其不能检测IgM类抗体，故仍存在一定局限性。

3. 注意必须无菌操作；注意酶联板的正确洗涤，加洗涤液时应小心，勿使洗涤液溢出而流入周围孔中，造成交叉污染。洗涤后尽量甩干孔内残液。洗涤液加入孔后，需保持3min再弃去。

【思考题】

1. 群体反应性抗体检测的临床意义有哪些？

2. 分析各种检测群体反应性抗体检测方法的优点及不足？

（李志强）

第三章 血小板抗原抗体检测

实验二十八 简易致敏红细胞血小板血清学试验

【实验原理】

简易致敏红细胞血小板血清学试验（SEPSA）基于抗原抗体反应的液相技术，结合血小板固相化技术，以达到检测血小板抗体或表面抗原的目的。它是在U型微量反应板上进行。包括：病人血小板作为固相载体被固定在U型微量反应板上，直接测定病人血小板表面血小板抗体称为直接试验；如测血清中的抗体，则需将血清加入孔中与固定于U型微量反应板壁上正常合适的献血者血小板反应，称为间接试验。应用IgG抗－D致敏的红细胞作为指示细胞，以兔抗人IgG作为免疫反应接合剂，在反应板的U型孔中进行免疫血清学反应。倘若血小板上结合有血小板抗体，则兔抗人IgG的Fab段与血小板抗体上的Fc段及指示细胞上的抗－D的Fc段结合，指示细胞向孔底移动被阻止，覆盖在固定的血小板单层上为阳性结果，如血小板上无抗血小板抗体，则指示细胞向孔底移动不受阻，均聚集在孔底中央，成为血凝细胞扣为阴性结果。

【实验仪器与试剂】

1. 仪器 96孔U型微量板，低温高速离心机，80－2离心机，细胞洗涤离心机，试管，滴管，微量移液器，试管架，标记笔等。

2. 试剂 ACD－A抗凝剂，pH6.7低离子溶液（LISS），洗涤液（pH7.2 0.05%吐温－磷酸盐缓冲液），IgG指示红细胞，甲醛固定液，质控品；阳性对照，阴性对照。

【实验步骤】

1. 固相化血小板的制备

（1）采全血7ml，加入1mlACD－A液抗凝（采血后6h内），倘若血小板计数$<20\times10^9/L$，采全血14ml，加入2mlACD－A抗凝剂。

（2）$110\times g$离心10min得富含血小板的血浆。富含血小板的血浆中加入1/10量的ACD－A液，混合，$110\times g$离心15min。

（3）压积血小板（PC）应用无菌生理盐水5ml洗涤，连续2次，$110\times g$

离心 10min（血小板悬液制备时，不能用力，应加少量盐水轻轻使血小板悬浮，然后加 5ml 盐水混匀）。

（4）压积血小板用生理盐水调整为 1.0×10^9/L。

（5）96 孔 U 型反应板，下面垫一块盐水湿布，置 15min，以去除静电。

（6）各孔中加入上述制备的血小板悬液 50μl，振荡 10min。110×g 离心 5min，使血小板黏附于孔底。

（7）每孔中加入 8% 甲醛（用 PH7.2PBS 稀释）100μl 固定 20min。

（8）用无菌生理盐水洗涤 5 次，最后 1 次置 10min 后，弃盐水，然后加入无菌生理盐水（含 1% 蔗糖及 0.1% NaN_3）备用。

2. 间接实验（检查病人血清中的血小板抗体）

（1）弃去板中盐水，各孔中加入 0.05% PBS 25μl。

（2）各孔中加入 25μl 病人血清（可先在试管内将血清用 PBS 倍比稀释，一般×1，×2，×4……）。室温，湿盒中静置 1h。

（3）反应板用 0.05% PBS 洗涤 2 次，最后 1 次静置 10min，弃去孔内 PBS。

（4）各孔中加入 0.05% PBS 25μl 及 IgG 指示细胞 25μl。

（5）室温湿盒静置 4h 以上或次日肉眼观察结果。

3. 直接试验（检查血小板表面结合的血小板抗体）

（1）弃去板中盐水，各孔中加入 0.05% PBS 25μl 及 IgG 指示细胞 25μl。

（2）室温湿盒静置 4h 以上或次日肉眼观察结果。

【实验结果】

观察 U 型微量反应板中红细胞凝集情况。

0：指示红细胞呈口状集中在孔底中央。

±：指示红细胞环在孔底中央，周围可见散在指示红细胞。

+：隐约可见指示红细胞环。

++：不能见到指示红细胞环，指示红细胞呈膜状分布。

【方法评价与注意事项】

1. 简易致敏红细胞血小板血清学试验临床意义见表 3-1。

2. 本方法简单实用。每次试验，必须有阴性和阳性对照；血小板数量太少会影响试验结果；间接实验中病人血标本不能应用血浆，检查前病人血清须 2800×g 离心 10min 以去除沉淀；为了防止静电干扰，操作过程须在室温湿盒中湿润状态下进行等。

3. 本法适用于以下情况。

（1）血小板同种免疫作用：由于反复输注血小板，病人血清中可产生血小板的同种抗体，当再输入血小板后，会产生血小板抗原和抗体的免疫反应，病人会出现畏寒、发热等症状，输入的血小板会迅速破坏，使病人的血小板计数不仅不会升高，有时反而会下降，陷入血小板输注治疗无效状态。

（2）新生儿免疫性血小板减少症：是由于胎儿和母亲间的血小板血型不和，使母亲产生同种抗体。这种同种抗体能通过胎盘进入胎儿血循环内，并与胎儿血小板反应而导致胎儿和新生儿的血小板减少。

（3）血小板的自身免疫作用：血小板自身抗体在体内以两种形式存在，游离于血清中以及吸附在血小板表面上。由于自身抗体的存在，使血小板表面相关 IgG 增高，见于特发性血小板减少性紫癜，在病人血液中可检出血小板自身抗体。这是一种免疫性外周血小板破坏增加而引起的最常见的出血性疾病。

表 3－1 简易致敏红细胞血小板血清学试验临床意义

直接试验（检测血小板表面结合的血小板抗体）	间接试验（检测血清中血小板抗体）	结果判读	临床意义
+	0	血小板表面结合血小板自身抗体	特发性血小板减少性紫癜
0	+	血清中存在血小板同种抗体	输血后或（和）血小板无效性输注或（和）输血后紫癜
+	+	血小板表面结合血小板自身抗体、血清中存在血小板同种抗体或（和）血小板自身抗体	特发性血小板减少性紫癜或（和）输血后或（和）血小板无效性输注或（和）输血后紫癜

【思考题】

简易致敏红细胞血小板血清学试验的临床意义是什么？

实验二十九 血小板特异性抗原 1－16 检测（以 PCR－SSP 法为例）

【实验原理】

根据 HPA1－16 分布频率来预测血小板同种免疫发生的可能性，确定有临床意义的血小板抗原系统，以寻找更适合的血小板输注措施，避免血小板同种抗体的产生，保证输血的安全性和有效性。

【实验仪器与试剂】

1. 仪器 低温高速离心机，微量移液器，PCR 扩增仪，恒温水浴箱，电泳仪，紫外线成像仪，恒温箱等。

2. 试剂 血小板 HPA 1～16 引物扩增试剂盒，Buffer 液、Taq 酶、白细胞裂解液（WCLB）、红细胞裂解液（RCLB）、DSP 工作液、三氯甲烷:异戊醇（24:1）、10% SDS（十二烷基硫酸钠）、酚－三氯甲烷－异戊醇（PCL）、TBE 缓冲液、无水乙醇、琼脂粉。

【实验步骤】

1. 抽取 EDTA－K 抗凝全血。

2. 制备 DNA（盐析法）

（1）在 Eppendorf 管中加入 EDTA－K 抗凝全血 500μl。

（2）加入RCLB 900μl，颠倒混匀，9100×g离心2min。

（3）弃上清液后加入灭菌双蒸水1ml，混匀后9100×g离心2min。

（4）弃上清液后加入WCLB 120μl，混匀后9100×g离心2min。

（5）加入DSP工作液400μl，56℃恒温箱中孵育50min，直至完全融化。

（6）冷却至室温（20~25℃）后，加入6mol/L NaCl 100μl剧烈振荡，彻底混匀后9100×g离心10min。

（7）上清液转至另一Eppendorf管后，9100×g离心10min，不要把管底的沉淀倒出。

（8）上清液转移至另一Eppendorf管中。注意：混入管底沉淀。

（9）加入无水乙醇1ml，上下轻轻颠倒，观察有无絮状物析出，若出现絮状物则为DNA，9100×g离心2min。

（10）弃上清液，加入70%乙醇1ml，离心13 000rpm，2min。弃上清液，室温（20~25℃）干燥10min。

（11）加入双蒸水20μl溶解，用光密度计或电泳检测浓度和纯度（抽提DNA浓度指标OD260/280应在1.6~2.0之间）。

3. PCR扩增

（1）反应体系　每孔加PCR mix 7μl（HPA 1-16特异性引物，内参照HGH（人类生长激素）引物，dNTPs，酚红，PCR反应缓冲液，1.5mM $MgCl_2$等），1μl纯化的DNA样品（<70ng）和1μl稀释的Taq DNA聚合酶（0.4U），总反应体积9μl。

（2）扩增条件　预变性95℃ 5min后，进行95℃ 30s，60℃ 30s，72℃ 90s 30个循环，最后72℃延伸5min，4℃保存。

4. 电泳

（1）将琼脂粉配成2%的溶液（TBE液100ml+2g琼脂粉），混匀在微波炉里加热至琼脂糖完全溶解，溶液呈清澈透明。

（2）待冷却至60℃时加溴化乙锭2μl，使其终浓度为0.5μg/ml，制板。

（3）待冷却半小时完全凝固后拨出梳子，向槽内加入0.5mol/LTBE液至盖过凝胶板2mm。

（4）向孔内加扩增产物10μl，另孔加入marker。在电泳仪上进行电泳，电压150V，20~25min，在紫外线成像仪上观察结果。

【实验结果】

除HPA-12a和HPA-12b的内参照为792bp外，其他内参均为429bp。每孔出现内参照带可以认为扩增成功，在相应碱基对位置观察有无特异性条带出现，如果出现特异性条带判读为阳性（内参可以不出现），如果没有出现特异性条带判断为阴性（内参必须出现）。

【方法评价与注意事项】

1. 对同一厂家不同批号的试剂或同一批号不同时间分装的试剂，HPA基因分型引物、Taq酶等，在应用前均需用已知基因型样品做预试验，以选择一个最佳的应用浓度范围。

2. 血小板 HPA 分型操作的全过程应严格遵守防污染的规章制度。每次实验前，必须开紫外线消毒 1h，然后关闭紫外灯，抽气 30min；每次实验后，作常规工作区清洁，清理废弃物。打开紫外灯，消毒 1h；应用同步扩增的 429bp、796bp 的 HGH 基因片段作为内部参照和扩增体系质控。

3. DNA 含量及纯度通常用比色法检定，将 DNA 取少量稀释后，以蒸馏水为空白，在紫外分光光度计上测定 OD_{260}、OD_{280} 的值。DNA 含量 = 50μl/ml × OD_{260} 值 × 稀释倍数。纯度 = OD_{260nm}/ OD_{280nm}，DNA 纯品的 OD_{260}/ OD_{280} 值为 1.8。

4. 每份检测设立阴性对照，以防止 DNA 污染出现假阳性；以内参照条带来防止假阴性。倘若无反应带或反应带弱，可能是 DNA 量不足或存在 PCR 抑制剂；或是 Taq 酶量不足；或是 EB 量不足（0.5μg/ml）；倘若有假阳性带，可能是 DNA 量过多；或是 DNA 不纯或污染；或是 Taq 酶量过多；倘若阴性孔中出现反应带，可能是 DNA 污染，或 PCR 程序输入错误；倘若某位点检出两个以上的 HLA 特异性，而阴性对照孔未被污染时，考虑是样品 DNA 的污染，必须重新提取 DNA，重新分型检测。

【思考题】

1. 人类血小板抗原鉴定的临床意义有哪些？

2. 人类血小板抗原鉴定时应注意哪些情况？

实验三十　血小板相容性交叉匹配试验（微柱凝胶法）

【实验原理】

应用包被鼠抗人血小板单克隆或多克隆抗体的指示红细胞进行微柱凝胶抗人球蛋白试验，检测血小板抗原抗体反应。该鼠抗人血小板单克隆或多克隆抗体 Fc 段结合在人的红细胞膜上，Fab 段与血小板抗原结合。如果病人血清中存在血小板抗体，那么该抗体 Fab 段亦与血小板抗原结合，其 Fc 段通过抗人球蛋白搭桥连接成网络状凝集复合物。本实验采用检测卡为微柱凝胶抗人球蛋白试剂卡。

【实验仪器与试剂】

1. 仪器　80－2 离心机、血小板孵育箱、血小板专用卡式离心机、试管、滴管、微量移液器、试管架、标记笔等。

2. 试剂　符合国家标准的微柱凝胶血小板血液交叉匹配试验检测卡（抗人球蛋白试剂卡），指示红细胞。

【实验步骤】

1. 抽取抗凝血标本。

2. 取微柱凝胶检测卡，用标记笔做好标记。

3. 将病人血清、稀释液、待输注血小板标本、指示红细胞依次加入已标记的孔中各50μl。

4. 将已加样微柱凝胶卡置37℃血小板恒温箱孵育15min。

5. 将已加样微柱凝胶卡置入血小板专用卡式离心机650×g离心2min，再1100×g离心3min，肉眼观察结果。

【实验结果】

离心后指示红细胞滞留在凝胶介质表面或凝胶中形成±至4+（强度评分1~12分）为阳性，表明病人血清中存在血小板抗体，血小板血液交叉匹配试验不相合。离心后沉降于凝胶介质的底部（强度评分0分）为阴性，表明病人血清中无血小板抗体，血小板血液交叉匹配试验相合。

【方法评价与注意事项】

1. 本试验应在室温下操作，血清标本及悬浮红细胞应贴壁缓慢加入反应孔中。

2. 由于多次输血病人约50%产生血小板抗体，影响血小板输注效果，应输注配型血小板。采用血清学试验方法，可以筛选相合血小板。

【思考题】

为何在输注血小板制剂时应进行血小板交叉匹配试验？

（李志强）

第四章　血液成分的制备

实验三十一　悬浮红细胞的制备

【实验原理】

悬浮红细胞（suspended red blood cells）是将采集到多联采血袋内的全血中的大部分血浆在全封闭的条件下分离出后并向剩余物加入红细胞添加液制成的红细胞成分血。

血液成分的分离是根据它们的比重的不同而进行的。红细胞的比重为1.09~1.11，白细胞的比重为1.07~1.09，血小板的比重为1.03~1.04，血浆的比重为1.025~1.030。依据各种血液成分的不同比重，选择合适的重力条件（包括离心力、离心时间）或采用添加血液分离剂如加速红细胞沉降的物质，使不同的血液组分分层，然后再依层进行分离。

多采用大容量冷冻离心机分离血液，根据所需分离成分选择不同的离心力，通过相对离心力（g）和离心机半径（cm）换算出每分钟离心转数。

【实验仪器与试剂】

1. 标本　新鲜采集的三联袋全血200ml或400ml。

2. 仪器　无菌操作室、超净台、托盘天平、温控水平离心机、弹簧型血浆挤压器（分离夹）、高频热合机、止血钳、剪刀、标签。

【实验步骤】

1. 用三联塑料血袋采集全血。

2. 将采血后血袋连同转移袋一起置于离心杯，用塑料气包或其他方法夹持血袋，使血袋上部在离心杯中鼓起，处于直立的位置，用天平配平。

3. 将平衡好的成对离心杯，准确的挂在离心机转头两个对称的位置上，盖好离心机内外盖，离心力一般为5000×g，温度控制在4℃±2℃，离心7min。使红细胞快速下沉（如果离心机性能有限，不能达到以上离心力时，可根据情况，相应延长离心时间）。

4. 轻轻取出离心后的血袋置于血浆挤压器两夹板之间，用止血钳夹闭1号转移袋管路（红细胞保存液），然后去掉2号转移袋（血浆袋）与分浆管之间的接头（内隔断栓），挤压血浆流入2号转移袋内。待血浆基本转移至2号转移袋内时，用止血钳夹闭分浆管。

5. 松开夹闭1号转移袋管路的止血钳，让1号转移袋中的红细胞保存液加入主袋浓缩红细胞内，使红细胞与保存液充分混匀，血细胞比容为0.50～0.65。

6. 用高频热合机切断各袋间的管路，并切断连接血袋和转移袋连接的分浆管，主袋中留下部分即为悬浮红细胞，2号转移袋中部分即为新鲜液体血浆。血浆速冻后制成新鲜冰冻血浆。

7. 贴好血袋标签，核对献血者信息并登记入库。

【质量标准】

1. 容量

（1）200ml全血制备的悬浮红细胞容量为200ml±20ml。

（2）400ml全血制备的悬浮红细胞容量为400ml±40ml。

2. 血细胞比容　0.50～0.65。

【方法评价与注意事项】

1. 悬浮红细胞中含有全血中全部的红细胞、一定量的白细胞、血小板、少量血浆和全血保存液，一般保存于4℃±2℃，应用SAG保存液悬浮的红细胞保存期为35d。

2. 温控水平离心机在高速离心时，重的转头和杯子可产生几千磅离心力（g）。要对称杯子中的内容物，重量须相等，否则偏重可造成离心机部件的不规则损害甚至破裂。

3. 制备血液成分制品时尽可能的限制不必要的其他血液组分混入量，尤其是限制白细胞和血浆的混入量。这将有利于降低输注后的同种异体免疫反应的发生率，减少输血相关传染病的传播机会。

【思考题】

在制备悬浮红细胞的过程中，离心时为什么要用塑料气包？

实验三十二　洗涤红细胞的制备

【实验原理】

洗涤红细胞（washed red blood cells），是采用物理方式在无菌条件下将保存期内全血、浓缩红细胞、悬浮红细胞血液制剂用大量静脉注射用生理盐水洗涤，去除绝大部分非红细胞成分，并将红细胞悬浮在生理盐水中所制成的红细胞成分血。

一般用生理盐水反复洗涤3～6次。经过洗涤能有效去除红细胞悬液的血浆蛋白、白细胞、血小板等。制品中残存的血浆蛋白含量应尽可能低于原总蛋白的1%。

【实验仪器与试剂】

1. 标本　悬浮红细胞200ml或400ml。

2. 试剂　生理盐水。

3. 仪器 多节洗涤器、温控水平离心机、百级超净台、止血钳、高频热合机、采血秤。

【实验步骤】

1. 将悬浮红细胞血袋与多节洗涤器三通接头一端连接，1000ml 或 500ml/袋生理盐水和 1000ml 空塑料袋分别与三通接头两端连接。

2. 松开盐水袋塑料管上的止血钳，向血袋内灌入生理盐水 250 ~ 300ml，同时用采血称摇摆混匀。

3. 取下血袋，封闭管口，充分混匀后再以 5000 × g 离心 6min，温度 4℃ ±2℃。

4. 将血袋再次连接到多节洗涤器第二个三通接头一端，松开空袋塑料管上的止血钳，将洗涤液及剩余的白膜层尽量挤入塑料袋内。

5. 重复步骤 2 ~ 4，反复洗涤红细胞 3 ~ 6 次，至最后一次挤出洗涤液及剩余白膜层后，再注入约等于红细胞量一半体积的生理盐水，配制约为比容 0. 70 的红细胞悬液。

【质量标准】

1. 容量

（1）200ml 全血制备的洗涤红细胞容量为 125ml ±12. 5ml。

（2）400ml 全血制备的洗涤红细胞容量为 250ml ±25ml。

2. 红细胞回收率 ≥70%。

3. 白细胞清除率 ≥80%。

4. 血浆蛋白清除率 ≥98%。

【方法评价与注意事项】

1. 红细胞洗涤后，一般可去除 80% 以上的白细胞和 98% 以上的血浆蛋白，去除了细胞碎屑、抗凝剂、游离血红蛋白、乳酸盐、钾、氨和微聚物等，主要适用于自身免疫性溶血性贫血和阵发性睡眠性血红蛋白尿患者。

2. 洗涤红细胞制备过程中破坏了原血袋的密闭系统，有操作污染的可能，应放在 4℃ ±2℃ 冰箱内保存，最好在 6h 内输注，保存时间不得超过 24h。

【思考题】

1. 应用洗涤红细胞的适应证有哪些？

实验三十三 冰冻解冻去甘油红细胞的制备

【实验原理】

冰冻解冻去甘油红细胞（frozen thawed deglycerolized red blood cells），是采用物理方式在无菌条件下将保存期在 6d 内的全血、浓缩红细胞、悬浮红细胞血液制剂中的红细胞分离出来并加入红细胞低温保护剂甘油于低温（ –65℃以下）冷冻保存，此红细胞经过解冻去甘油后加入一定量的静脉注射用生理盐水或同时冻存的分离血浆所制成的红细胞成分血。

【实验仪器与试剂】

1. 标本　新鲜采集的抗凝全血200ml。

2. 试剂　甘油（w/v）79.2%、葡萄糖（w/v）8.0%、果糖（w/v）1.0%、EDTA. Na_2（w/v）0.3%、用注射用生理盐水配成40%甘油应用液；0.9%和9%氯化钠溶液、羟乙基淀粉氯化钠溶液。

3. 仪器　恒温水浴箱、－80℃低温冰箱、－196℃液氮罐、大容量温控水平离心机、高频热合机、医用聚乙烯三联塑料袋、TSCD无菌结合机、ACP215全自动细胞洗涤机、225型加甘油耗材、235型去甘油耗材。

【实验步骤】

（一）手工制备冰冻解冻去甘油红细胞

1. 浓缩红细胞　将2～6d采集的抗凝全血，经1280×g离心18min，尽量分离除去血浆、血小板和白细胞，剩余部分即为浓缩红细胞，容积约为90～120ml。

2. 甘油化　将浓缩红细胞转移至医用聚乙烯三联血袋（如欲冻存于－196℃，则使用相应血液低温保存袋）内，在30min内缓慢加入40%甘油保护剂，不断振荡混匀，921×g离心18min，移去多余的甘油。

3. 冻存　将甘油化的红细胞在室温平衡30min，使甘油渗入红细胞内，然后装入纸盒或金属容器内，置于－80℃低温冰箱内，可保存3年；或置于－196℃液氮中，可保存10年。

4. 融化　从－80℃冰箱中取出冻存的甘油化红细胞，直接浸入37～42℃水浴箱中，融化1～3min。若从－196℃液氮中取出，直接放入45℃水浴中，必须在3min内完全融化。

5. 去甘油　用9%氯化钠溶液40ml稀释融化的红细胞，平衡5min，再加0.9%氯化钠溶液250ml洗涤，离心去上清。用0.9%氯化钠溶液反复洗涤，直至脱去甘油为止。

6. 复悬　最后加入等体积的0.9%氯化钠或含有0.2%葡萄糖的生理盐水悬浮红细胞，制备成冰冻解冻去甘油红细胞悬液。

（二）ACP215全自动细胞洗涤机冰冻解冻去甘油红细胞

1. 将2～6d采集的抗凝全血，经1280×g离心18min，得到浓缩少白细胞红细胞制剂，用TSCD无菌接合机将其与800～1000ml血袋无菌接合，然后将浓缩少白细胞红细胞制剂转移至800～1000ml血袋中。

2. 用无菌接合机将浓缩红细胞与225型加甘油耗材的加甘油管路无菌接合。

3. ACP215开机，选择加甘油程序，将225型耗材按操作说明安装在ACP215上，红细胞制剂放在ACP215附带的摇床上，放开无菌接合的管路。

4. 甘油化：穿刺57%甘油，按机器提示开始加甘油步骤，ACP215自动开始加甘油，边加边振荡。

5. 冻存：160ml甘油加完，拆除ACP215上的225型耗材，排出血袋内空气，将甘油化红细胞从225耗材上热合下来，室温静置20min，使得甘油充分进入细胞。将甘油化的血液制剂平整地放入瓦楞纸盒，移入-80℃专用冰箱内冰冻保存。

6. 解冻：将-80℃以下保存的冰冻红细胞取出，放入37℃水浴箱中进行水浴20min，至温度在20~30℃之间。

7. 去甘油：将解冻红细胞用TSCD无菌接合机与235型去甘油耗材的红色管路无菌接合，将235型耗材按操作说明安装在ACP215上，解冻红细胞放在ACP215附带的摇床上，放开无菌接合的管路，蓝色管路穿刺9%浓氯化钠溶液、黄色管路穿刺羟乙基淀粉氯化钠溶液、橙色管路夹闭，按机器提示开始去甘油步骤，ACP215自动开始去甘油。

8. 重悬：80ml的9%浓氯化钠溶液加完，静置150s后开始加羟乙基淀粉进行稀释，ACP215自动按固定程序进行操作，羟乙基淀粉加完后提示，黄色管路更换0.9%氯化钠溶液，继续操作至洗涤全部完成，ACP215自动按程序设定加入240ml的MAP红细胞保存液，然后将得到的成品冰冻解冻去甘油红细胞打入235耗材的成品袋，并自动排出成品袋中空气，结束程序。

【质量标准】

1. 容量

（1）200ml全血制备的解冻红细胞容量为200ml±20ml。

（2）400ml全血制备的解冻红细胞容量为400ml±40ml。

2. 红细胞回收率 ≥80%。

3. 残留白细胞 ≤1%。

4. 残留血小板 ≤1%。

5. 甘油含量 ≤10g/L。

6. 游离血红蛋白含量 ≤1g/L。

7. 体外溶血试验 ≤50%。

【方法评价与注意事项】

1. 红细胞分离、甘油化和洗涤过程均应在无菌条件下进行操作。

2. 甘油化时，先将甘油和浓缩红细胞置于室温中，或加温到30~32℃。添加甘油时务必仔细缓慢且充分混合，并维持温度在24℃以上，否则容易损伤红细胞，使在保存后发生溶血。

3. 去甘油的红细胞一般必须在24h内输注完。

【思考题】

1. 冰冻红细胞有哪些特点？

实验三十四　手工分离浓缩血小板的制备

【实验原理】

浓缩血小板（concentrated platelets），是将室温保存的多联袋内的全血，于采血后6h内在20~24℃的全封闭条件下将血小板分离出来并悬浮在血浆内所制成的成分血。

常用的制备方法有两种，一种为先采用轻离心从全血中分离出富含血小板血浆（PRP），再进一步以重离心分离为浓缩血小板，简称 PRP 法；另一种方法是先采用重离心从全血中分离出白膜，再轻离心从白膜中分离血小板，简称白膜法。

【实验仪器与试剂】

1. 标本　新鲜采集的全血（四联塑料血袋）。

2. 仪器　温控水平离心机、采血秤、血浆分离夹、止血钳、托盘天平、高频热合机、无菌结合机。

【实验步骤】

1. PRP 法制备浓缩血小板

（1）用四联塑料血袋采集全血，在 4～6h 内使用轻离心（1200×g 离心 5min 或 700×g 离心 10min）制备富含血小板血浆，温度控制在 20～24℃。

（2）把离心后的主袋置于分浆夹内，将上层富含血小板血浆分入第二袋（转移空袋）内。将第 4 袋内的红细胞保存液加入主袋内，热合主袋与第四袋之间的塑料管。

（3）将富含血小板血浆以 4650×g 离心 6min 或 2980×g 离心 20min，温度控制在 22℃±2℃，使血小板下沉。

（4）分出上层少血小板血浆于转移袋内，留下 20～30ml 血浆于血小板中。

（5）热合封闭各袋，下层转移袋中即为浓缩血小板。

2. 白膜法制备浓缩血小板

（1）用四联塑料血袋采集全血。

（2）将采血后的血袋用托盘天平配平，置于 22℃±2℃温度水平离心机以 2100×g 离心 14min。

（3）把离心后的主袋置于分浆夹内，先将大部分血浆挤压入第 2 袋，然后将含血小板、白细胞和少量红细胞的白膜层挤入第 3 袋，再从第 2 袋中分出适量血浆至第 3 袋，夹闭第 2、3 袋之间的塑料管。

（4）将第 4 袋红细胞保存液加入主袋内，使之与红细胞混匀，热合主袋与第 4 袋之间的塑料管。

（5）将第 3、4 袋置于 22℃±2℃离心机以 280×g 轻离心 10min。

（6）将第 3 袋中的上层悬液分入第 4 袋即得血小板浓缩液。

【方法评价与注意事项】

1. 浓缩血小板约可获得全血中 70% 以上的血小板，可于 22℃±2℃振荡保存 5d（保存时间视血袋材质而定）。

2. 由于两次离心，制备的血小板中血小板聚集成团，必须先放在 22℃±2℃环境下静置 1～2h，待其自然解聚后，轻轻摇动血袋，混匀后置于 22℃±2℃的血小板振荡器上保存。

3. 制备浓缩血小板的全血应贮存于室温环境中（20～24℃）。在分离血小板前的任何时间或分离过程中（包括离心温度）都不要将血液冷却。

4. 制备时动作一定要轻，避免较强的物理刺激而造成血小板不可逆聚集，影响输注效果。

5. 避免过多的白细胞、红细胞特别是白细胞的污染，因混入大量的红、白细胞，可使血小板保存期间 pH 值下降、患者产生白细胞凝集素或 HLA 抗体，影响血小板治疗效果。

【思考题】

影响浓缩血小板制备的关键因素是什么？

实验三十五 单采血小板的制备

【实验原理】

根据离心时分离血细胞工作方式的不同，血细胞分离机一般分为连续式与间断式两大类型。前者如 COBE Spectra、CS3000Plus、Fresenius COM. TEC；后者如 Haemonetics 生产的 MCS + 系列。本实验以连续式血细胞分离机 CS3000Plus 为例，介绍单采血小板的过程。

应用血细胞分离机进行血液成分的分离时，血液采集和收集的动力分别由两个泵即全血 ACD 泵、血浆泵控制，机器的关键部位是离心机，装有内外两套转子。工作期间全血不间断的由采血端经全血泵进入离心机的分离槽，按分离不同血液成分的要求以不同的速度离心，分离出的血液成分再进入收集槽中进一步纯化，所需要的单一成分存留于收集槽中，其他血液成分通过血浆泵的动力不停的经回输端回输给人体，直至一次单采成分完成。

【实验仪器与试剂】

1. 实验对象 献血者、患者。

2. 试剂 抗凝剂、生理盐水、消毒物品、10% 葡萄糖酸钙及其他抢救药品。

3. 仪器 血细胞单采机、单采一次性耗材、脉针。

【实验步骤】

1. 核对献血者（患者）姓名、编号、血型等。检查献血者静脉状况，选定穿刺静脉及部位。

2. 检查献血者的生命体征，如血压、脉搏、呼吸等。

3. 按说明书要求开机，松开主控开关，安装一次性消耗品，连接脉针、抗凝剂、收集袋等，选择单采血小板程序。

4. 用生理盐水充填管路和初始化，检查设备预运转情况。

5. 设备准备就绪后，对穿刺部位进行皮肤常规消毒，行静脉穿刺，查看穿刺情况并固定好脉针。

6. 按要求操纵设备进行单采，注意抗凝剂与全血的比例及血流速度，一般为 40 ~ 60ml/min。

7. 术中注意观察献血者血压、脉搏、呼吸等生命体征，每 30min 测量 1

次。并做好记录。

8. 全血处理一般为3~5L。处理量达到预定值或因献血者不能耐受而停止采集，回输体外血液后拔除脉针，用无菌纱布或棉球覆盖穿刺部位，胶布固定，压迫，并保持穿刺部位干燥、清洁24h。

9. 卸下消耗品，关闭设备，进行清洁后待用。

10. 将所得单采血小板静置1~2h后摇匀，血袋上粘贴标签，标明献血者（患者）编码、血型、采血日期、采血者，取样检测合格后即时输注或作贮存。

【方法评价与注意事项】

1. 有一些抗血小板聚集或抑制血小板代谢的药物，可影响血小板的功能。因此要求献血者在献血前1周不得服用阿司匹林、吲哚美辛等药物及抗过敏类药物。

2. 血液成分单采必须有经验丰富的主治医师以上的人员在场，能够熟练地操作和排除故障。

3. 单采过程中严密监测献血者生命体征，注意献血者对抗凝剂的反应，若出现不自主的肌肉震颤、口周及指端感觉麻木等枸橼酸中毒反应，应降低采血速度，给予10%葡萄糖酸钙口服。对枸橼酸盐中毒症状严重者，应暂停或停止血小板的采集操作，立即给予静脉补钙，在应用钙剂治疗时，应严密观察血浆钙离子浓度和心电图变化。

4. 严格无菌操作，预防感染及单采成分被污染。

5. 单采前应向献血者（患者）或家属说明单采的目的、过程及可能出现的不良反应及意外，并要求签字。

6. 每次单采应有详细的记录，并注意保存。

7. 献血者（患者）在单采血小板前1周禁服阿司匹林类药物且血小板计数应大于$150\times10^9/L$，红细胞比容大于0.36。

【思考题】

1. 制备单采（机采）血小板制品时有哪些注意事项?

2. 血细胞分离机的工作原理是什么?

实验三十六　新鲜冰冻血浆的制备

【实验原理】

新鲜冰冻血浆（fresh frozen plasma）是在全血采集后6h（全血保养液为ACD）或8h（全血保养液为CPD、CPDA-1）内，在全封闭的条件下将血浆分离出来并冻结制成的成分血。

全血中的各种血液成分的比重是不同的。红细胞的比重为1.09~1.11，白细胞的比重为1.07~1.09，血小板的比重为1.03~1.04，血浆的比重为1.025~1.030。依据各种血液成分的比重不同，选择合适的重力条件（包括离心力、离心时间)，使不同的血液组分分层悬浮，然后再进行手工分离。

【实验仪器与试剂】

1. 标本 新鲜采集的全血200ml。

2. 仪器 温控水平离心机、4℃ ±2℃医用冰箱、止血钳、血浆挤压器、高频热合机、医用低温冰箱。

【实验步骤】

1. 用三联塑料袋采集新鲜全血，在6h内将全血于4℃ ±2℃以5000 ×g 离心7min。

2. 轻轻取出血袋置入血浆挤压器，分出上层血浆于第2袋内，将第3袋红细胞保养液加入第1袋，热合第1、2袋之间的塑料管。

3. 再将血浆以5000 ×g 5min进行第2次离心，并分出血浆于第3袋内，以除去血浆中残留的细胞成分。

4. 立即将新鲜液体血浆放入 -20℃以下冰箱或先放于冰酒精浴中速冻后再转入冰箱。

【质量标准】

1. 容量

（1）200ml全血制备的新鲜冰冻血浆为100ml ±10ml。

（2）400ml全血制备的新鲜冰冻血浆为200ml ±20ml。

2. 新鲜冰冻血浆血浆蛋白含量 ≥50g/L。

3. 新鲜冰冻血浆Ⅷ因子含量 ≥0. 7IU/ml。

【方法评价与注意事项】

1. 从全血采集到冰冻完成的全过程一般应在24h内完成。

2. 冰冻后的塑料袋脆性加大，容易破裂，宜轻拿轻放或装入纸盒冻存。发现破损应当废弃。

3. 因冰冻血浆加温解冻时部分纤维蛋白原已转变为纤维蛋白而出现不能融化的沉淀物，故在输用时必须使用带滤网的输血器，否则絮状沉淀物就易阻塞管道，甚至冲入血管形成栓子，引起严重后果。

4. 完全融化后的血浆应尽快输用，并一次输完，不可在10℃以上环境中超过2h，不可再冰冻，如在4℃环境中暂时存放，应于24h内输注。放置时间过长将引起蛋白变性。

实验三十七 冷沉淀的制备

【实验原理】

冷沉淀凝血因子（cryoprecipitated antihemophilic factor）是保存期内的新鲜冰冻血浆，在1 ~6℃封闭状态融化后，在1 ~6℃无菌条件下分离出沉淀在血浆中的冷不溶解物质并在1h内冻结而制成的成分血。

新鲜血浆经速冻并在 -65℃以下保存2周以上时，部分蛋白分子（主要是凝血因子）与水分子的结合发生可逆性结构改变，当此新鲜冰冻血浆于4℃融化后，此时发生变化的蛋白分子仍未恢复至新鲜血浆蛋白分子与水分子的结合状态，利用离心方法，可将变性蛋白（可恢复的变性蛋白）沉淀，将融化的血浆组分分离后，剩余的不溶物即为冷沉淀。

【实验仪器与试剂】

1. 标本　新鲜冰冻血浆100ml（-65℃以下保存2周以上）。

2. 仪器　温控水平离心机、4℃ ±2℃医用冰箱、止血钳、血浆挤压器、高频热合机、医用低温冰箱。

【实验步骤】

1. 将新鲜冰冻血浆二联袋置于4℃ ±2℃医用冰箱过夜（约14h）或4℃ ±2℃混合冰水中融化。

2. 待其基本融化，仍留有少量小冰屑时进行离心（5000 ×g 离心 10min 温度4℃ ±2℃），使冷沉淀下沉。

3. 把离心后的血浆放在血浆挤压器上，直立放置，尽快分出上层少冷沉淀血浆，留下约25 ~30ml 血浆于冷沉淀中。

4. 止血钳夹闭二联袋，热合封闭血袋。得到下层不融化部分即为冷沉淀。

5. 可继续置于-30℃以下低温冰箱中保存备用，或以37℃水浴中轻轻摇动融化后立即供临床使用。

【质量标准】

1. 容量　25ml ±5ml/袋。

2. 纤维蛋白原含量　≥150mg/200ml 新鲜冰冻血浆制备；≥75mg/100ml 新鲜冰冻血浆制备。

3. Ⅷ因子含量　≥80IU/200ml 新鲜冰冻血浆制备；≥40IU/100ml 新鲜冰冻血浆制备。

【方法评价与注意事项】

1. 冷沉淀于-30℃以下低温冰箱保存，保存期自采血日起为1年。

2. 第Ⅷ因子是一种很容易丧失活性的凝血因子，为了获得高活性的第Ⅷ因子，以取得最大疗效，在制备新鲜冰冻血浆过程中应注意尽可能除去血浆中的细胞成分。

3. 新鲜血浆从开始冰冻起在1h 内应变成固态，温度可维持在-65℃以下，血袋在浸泡液体前应用塑料套包装好，保持其袋管干燥。

4. 制备过程中，应使血浆处在0 ~4℃的环境，用冰块或冷水浴控制温度。尽量减少血浆或冷沉淀制品在室温的停放时间。

5. 冷沉淀的融化一般在输注前进行，不宜在血站或血液中心融化。因为要求融化后尽快给患者输注，以防融化后在室温环境下使Ⅷ因子的活性下降。

【思考题】

冷沉淀为什么不宜在血站融化?

（钱宝华）

附录 临床输血实验室的要求、基本技术和方法

附录一 实验室生物安全

一、生物安全的概念和基本原理

生物安全防护（bio - safety containment），是指在避免生物危险因子，包括偶然的和有意利用的生物因子（biological agents），对生物体包括实验室工作者在内人员的伤害和对环境的污染的过程中，所具有的意识和采取的措施。实验室生物安全是指以实验室为科研和工作场所时，避免危险生物因子造成实验室人员暴露、向实验室外扩撒并导致危害而采取的综合措施，达到对人、环境生态和社会的安全防护。

依据实验室所处理对象的生物危险程度，把生物安全实验室（BSL）分为四级，其中一级对生物安全隔离的要求最低，四级最高。按照国家规定的实验室生物安全通用要求，当使用任何源自人体的血液、体液、组织或原代细胞系时，生物安全二级水平是合适的。

实验室生物安全防护分为一级防护（安全屏障）（primary barrier）和二级防护（安全屏障）（secondary barrier）。其主要通过围场操作（enclose）原理，用物理防护设备把病原微生物局限在一定的空间内，避免生物因子对人体的暴露和污染环境。

二、实验室准入条件

1. 在二级及以上生物安全实验室（biosafety laboratory）的入口处，必须设有国际生物危险警告标志，并显示以下信息：有关病源、生物安全级别、免疫接种要求、研究人员姓名、电话号码、在实验室中必须佩带的个人防护设施、出实验室所要求的程序。

2. 只允许被批准的人员进入实验室工作区域，16 岁以下未成年人不得进入作业区域。

3. 实验室门必须保持关闭。

4. 在实验室内外均应显著表明“禁止吸烟”和“禁止饮食”等标志。

三、实验室生物安全个人防护

1. 在实验室工作的所有时间内都必须穿紧袖工作服，走出实验室时应先脱下工作服。

2. 在所有直接或间接接触血液、感染物质或感染动物的操作中，必须戴合适的手套，穿专用鞋，操作完毕后，按无菌原则摘下手套后必须洗手。

3. 在处理感染物质或感染动物后和在离开实验室工作区域之前，工作人员必须洗手。

4. 当眼睛和面部有可能溅上液体或被紫外线照射时，应戴安全眼镜或面罩。

5. 禁止穿戴实验室防护衣物到实验室以外的地方。

6. 实验室内记录本和报告单应避免被污染。记录应在干净的台面上书写，记录本和报告单写完后放回清洁的抽屉内，必要时用适当方法消毒。

7. 实验室工作区内禁止吃食品、饮水、化妆和擦洗角膜接触镜。

8. 实验室工作区禁止储放食品和饮料。

9. 实验室防护衣物不应和通常穿着衣物存放在同一柜橱里。

四、实验室生物安全的操作要求

1. 严禁口服液体。

2. 不能往口里放食品，不能用舌头舔标签。

3. 正确执行所有技术规程，最大限度减少空气中的气溶胶（aerosol）和飞沫，当有高浓度气溶胶产生时，必须在生物安全柜（间）（biological safety cabinet，BSC）内进行工作。

4. 限制使用皮下注射针头和皮下注射器。皮下注射针头和皮下注射器不能用来吸液或挪作他用，除非是进行非肠道注射或从动物身上吸出液体。

5. 所有喷溢或接触到感染物质的事故发生时，都必须向实验室管理人员报告，并要求有书面记录。

6. 必须制定清理喷溢的书面规程并按之行事。

五、生物安全实验室工作区

1. 实验室必须保持清洁、干净、不得存放与工作无关的杂物。

2. 在有潜在危害物质喷溢后，应立即清理；当天工作结束时，应清洁工作台表面。

3. 所有被污染的物质、标本和培养物在处理之前必须进行消毒。

4. 必须按照国家和（或）国际法规进行包装和运输。

5. 当窗户可被打开时，应该在窗户上安装防节肢动物网。

六、实验室废弃物的处理

1. 实验过程中产生的感染性或损伤性废弃物，需要随时放入盛有适宜消毒液的防碎裂的容器中浸泡，以进行污染清除处理。消毒液在使用时需要新鲜配制。

2. 所有感染性材料都应该装入可高压灭菌的黄色塑料袋，并置于防渗漏的容器内进行高压灭菌处理后，放到运输容器内以备运输至焚烧炉。可重复使用的运输容器应防渗漏，并附带密闭的盖子；运输容器在送回实验室重新使用前要进行消毒并清洗干净。

3. 注射和吸取感染材料时，只能使用针头固定注射器或一次性注射器。用过的一次性针头必须弯曲、切断、破碎、重新套上针头套、从一次性注射器上去掉，或在丢弃前进行人工处理，否则将之小心放入不会被刺穿的、用于收集废弃锐器的容器中。非一次性锐器必须放置在坚壁容器中，转移至处理区消毒，最好高压杀菌。

4. 打碎的玻璃器皿不能直接用手处理，必须用其他工具处理，如刷子和簸箕、夹子或镊子。盛污染的针头、锐器、碎玻璃的容器在倒掉前，应按照相关法律规定进行消毒。

5. 培养物、组织、体液标本或具有潜在传染性的废物要放入带盖的容器中，以防在收集、处理、储存、运输或装卸过程中泄露。

6. 实验台面应铺上吸水纸或白纸，以便工作结束后将纸烧毁。按日常程序、在有关传染源的工作结束后、尤其是传染源溅出或洒出后、或受到其他传染源污染后，实验室设备和工作台面应当使用有效的消毒剂消毒。

附录二　红细胞悬液的配制

【实验原理】

用一定量的稀释液（常用静脉注射用0.9%生理盐水）来稀释压积红细胞，达到一定的浓度。因为在抗原抗体特异性反应中须遵循一定的量比关系，只有二者比例适当才会出现最佳反应结果。

【实验仪器与试剂】

1. 标本　抗凝全血2ml。

2. 试剂　0.9%静脉注射用生理盐水。

3. 仪器　试管（10mm×60mm或12mm×10mm）、试管架、滴管、托盘天平、台式离心机。

【实验步骤】

1. 按需要型别，取全血2ml，用天平配平后放入离心机中，1000×g离心5min，弃去上层血浆。

2. 加入0.9%生理盐水5ml，充分摇匀，1000×g离心5min，弃去上清液，然后再加生理盐水2~3ml，按上述方法洗涤，共3次，末次离心时间增加至30min，制备成压积红细胞。

3. 不同浓度红细胞悬液的配置

（1）2%标准红细胞悬液的制备：取洗涤压积红细胞2滴，加0.9%静脉注射用生理盐水4ml，轻轻摇动，即成所需2%的标准红细胞悬液。

（2）5%标准红细胞悬液的制备：取洗涤压积红细胞5滴，加0.9%静脉注射用生理盐水4ml，即成5%红细胞悬液。

（3）10%标准红细胞悬液的制备：取洗涤压积红细胞5滴，加0.9%静脉注射用生理盐水2ml，即成10%红细胞悬液。

【方法评价与注意事项】

1. 标准红细胞盐水悬液临用前制备，最多存放3d，用ACD溶液保存最长可保存1周。

【思考题】

1. 制备红细胞悬液时为何要事先洗涤？

2. 不同浓度的红细胞悬液有何用途？

附录三 酶处理红细胞的制备

【实验原理】

红细胞表面含有丰富的唾液酸，使其带有负电荷，是红细胞间相互排斥的主要原因。蛋白水解酶（proteolytic enzymes）能消化破坏这种唾液酸，减少红细胞表面的负电荷，使红细胞间的距离缩短，有利于 IgG 抗体分子与有相应抗原的红细胞产生凝集。酶法能显著增强 Rh 和 Kidd 血型系统的抗原抗体反应，但能破坏 M、N、S、s、Fy^a、Fy^b 抗原，对它们不能用酶处理的方法。常用的酶有菠萝酶、木瓜酶等。

【实验仪器与试剂】

1. 标本 洗涤压积红细胞。

2. 试剂 木瓜酶粉剂、半胱氨酸、pH7. 3 磷酸盐缓冲液（PBS）、蒸馏水、阳性对照血清（人源性 IgG 抗 D 血清）、阴性对照血清（AB 型血清）。

3. 仪器 试管、试管架、滴管、台式离心机、恒温水浴箱。

【实验步骤】

1. 取 1g 木瓜酶干粉加入有适量 PBS（pH7. 3）溶液的烧杯中，用玻璃棒充分搅拌，再加入 6% 的半胱氨酸溶液（10ml 蒸馏水 +0. 6g 半胱氨酸）10ml，37℃水浴箱孵育 1h；取出加入 PBS 至 100ml，移至若干试管中，3000 ×g 离心 5min。上清液即为 1% 半胱氨酸活化的木瓜酶溶液，分装后 -20℃保存。

2. 取一份压积红细胞，加入两份 1% 木瓜酶溶液，37℃水浴箱孵育 10min。

3. 取出后用大量生理盐水洗涤 3 次，然后用生理盐水配制成 2% ~5% 的红细胞悬液。

4. 取 2 支试管，分别标记为“阳性”和“阴性”，阳性管中加入人源性 IgG 抗 D 血清 2 滴，阴性管中加入不含抗 -D 的 AB 型血清 2 滴。

5. 2 支试管中分别加入 2% ~5% 酶处理过的红细胞悬液各 1 滴，混匀，37℃水浴箱孵育 15min。

6. 1000 ×g 离心 15s，观察结果。

【实验结果】

阳性对照红细胞凝集≥2 +，阴性对照无凝集。

【方法评价与注意事项】

1. 在配制酶溶液时要注意个人防护，有少数人对菠萝酶、木瓜酶和无花果酶有过敏反应，酶对组织有损伤作用，特别是无花果酶。

2. 各种酶粉都容易潮解，要注意密封，并宜在 4℃保存。

3. 阳性对照血清宜选用人源性 IgG 抗 -D 血清，这种抗体应当能够凝集经酶处理后的 RhD 阳性红细胞，而不与未处理的红细胞发生直接凝集反应。

【思考题】

酶处理红细胞不能用于哪些血型系统抗体的鉴定？

附录四　各种常用试剂的配制

1. 0.01M磷酸盐缓冲液（PBS）的配制　称取8g NaCl、0.2g KCl、1.44g Na_2HPO_4和0.24g KH_2PO_4，溶于800ml蒸馏水中，用HCl调节溶液的pH值至7.4，最后加蒸馏水定容至1L即可。高压下蒸气灭菌至少20min，保存存于室温或4℃冰箱中备用。

2. Hepes缓冲液（Hepes buffer）的配制　称取238.3g Hepes粉，用适量无菌双蒸水溶解，搅拌均匀后，用无菌双蒸水定容至1000ml。再用氢氧化钠调节pH值到7.2。0.45μm过滤器过滤，4℃冰箱保存备用。

3. 1mol/L Tris－HCl的配制　称取121.1g Tris碱，溶于800ml蒸馏水中，逐渐加入浓HCl调节pH值至所需值。

4. 1.0mol/L二硫苏糖醇（DTT）的配制　用20ml 0.01mol/L乙酸钠溶液（pH5.2）溶解3.09g DTT，过滤除菌后分装成1ml小份，贮存于－20℃冰箱中备用（DTT或含有DTT的溶液不能进行高压处理）。

5. 1mol/L乙酸钾（pH7.5）溶液的配制　将9.82g乙酸钾溶解于90ml纯水中，用2mol/L乙酸调节pH值至7.5后加入纯水定容到1L，保存于－20℃。

6. 0.5mol/l EDTA（pH8.0）溶液的配制　在800ml水中加入186.1g二水乙二胺四乙酸二钠（EDTA－$Na_2\cdot 2H_2O$），在磁力搅拌器上剧烈搅拌，用NaOH调节溶液的pH值至8.0（约需20g NaOH颗粒）然后定容至1000ml，分装后高压灭菌备用。

7. 10mg/ml溴化乙锭溶液的配制　在100ml水中加入1g溴化乙锭，磁力搅拌数小时以确保其完全溶解，然后用铝箔包裹容器或转移至棕色瓶中，保存于室温。

8. 10%十二烷基硫酸钠（SDS）溶液的配制　在900ml水中溶解100g电泳级SDS，加热至68℃助溶，加入几滴浓盐酸调节溶液的pH值至7.2，加水定容至1L，分装备用。

9. 25mmol/l Tris缓冲盐溶液（TBS）的配制　在800ml蒸馏水中溶解8g NaCl、0.2g KCl和3g Tris碱，加入0.015g酚并用HCl调至pH值至7.4，用蒸馏水定容至1L，分装后在高压下蒸汽灭菌20min，于室温保存。

10. 30%丙烯酰胺溶液的配制　将29g丙烯酰胺和1gN，N’－亚甲双丙烯酰胺溶于总体积为60ml的水中，加热至37℃溶解之，补加水至终体积为100ml。用Nalgene滤器（0.45孔径）过滤除菌查证该溶液的pH值应不大于7.0，置棕色瓶中保存于室温。

（钱宝华）